Sam Thommen

Verrückt normal

Sam Thommen

Verrückt normal

Erlebnisse eines Psychiaters

EDITION
Noack Block

Umschlaggestaltung unter Verwendung einer Abbildung
von Victor Zastol'skiy © stock.adobe.com

ISBN 978-3-86813-138-3
ISBN E-Book 978-3-86813-875-7

Herstellung durch Frank & Timme GmbH,
Wittelsbacherstraße 27a, 10707 Berlin.
Gedruckt auf säurefreiem, alterungsbeständigem Papier.

www.noack-block.de

Inhalt

Einleitung

Im täglichen Leben versuchte der Mensch schon in früheren Zeiten, zwischen dem gesunden und dem seelisch Kranken einen klaren Grenzstrich, eine Grenzlinie zu ziehen – so, als ob es keine Übergänge und keine Grenzfälle gäbe. Psychisch Kranke wurden ausgegliedert, abgesondert, neu eingegrenzt in die „Irrenanstalten", fern von der „normalen" Gesellschaft. Versuche, die oft schmale Grenzlinie zwischen Gesunden und psychisch Kranken zu durchbrechen, sind immer wieder unternommen worden. Je stärker diese Linie betont wurde, desto weniger fehlte es an Versuchen, die Linie zu schmälern oder gar zu tilgen. Der folgende französische Satz weist auf die bescheidene Breite jener besagten Grenzlinie hin:

> Les asiles d'aliénés comprennent des internes et des internés. Entre eux il n'y a que la ligne de séparation mince d'une largeur d'un accent aigu.
>
> In Irrenanstalten gibt es *internes* (in etwa: Personal, z. B. Ärzte) und *internés* (in etwa: Ein- oder Weggesperrte). Der Unterschied zwischen ihnen ist so minimal, wie der *accent* über dem e.

Immer wieder stellte man sich unter einem Geisteskranken einen Menschen vor, in dessen „Mechanik" etwas ver-rückt war, das wieder richtig ineinandergefügt werden sollte. Dass dies rasch und ruckartig, wie z. B. bei einem „ausgekugelten" Gelenk, geschehen sollte, zeigen die verschiedenen Arten von Schocks, mit denen man Patienten früher zu überraschen pflegte. Viele Wörter und Ausdrücke unserer Umgangssprache zeugen von diesem mechanistischen Denken: Es hat einem „ausgehängt", jemand ist „durchgedreht", es gerät jemand „aus der Fassung", oder es ist zum „aus der Haut fahren". Die Beispiele lassen sich beliebig erweitern: Man hat ein „Rädchen zuviel oder zu wenig", oder „eine Schraube locker". Alles Ausdrücke für „geistig Umnachtete". Der letztgenannte Begriff verweist deutlich auf das Dunkle, Unheimliche und Obskure der Geisteskrankheit. Im 19. Jahrhundert wurde der Psychiater im Englischen „alienist" genannt. Dieser Ausdruck deutet darauf hin, dass der psychisch Kranke (und sein Arzt?) von der „normalen" Gesellschaft, ja sogar vom „normalen" Spital ausgeschlossen war.

Zwar hat sich vieles zum Besseren verändert, vorurteilsfrei gegenüber der Psychiatrie ist aber auch unsere moderne Gesellschaft (noch) nicht. Manche Patienten ziehen es z. B. auch heute noch vor, sich von ihrem Hausarzt und nicht vom Psychiater krankschreiben zu lassen!

Im Folgenden werden kurze Geschehnisse festgehalten, die der Autor im Laufe von mehreren Jahrzehnten erlebt und zu Ohren bekommen hat. Es sind Kurzgeschichten, die vor allem Patienten-Erfahrungen beinhalten, welche in der Regel weder in Lehrbüchern noch in Therapieverläufen oder sonst in der Literatur zu finden sind. Die geschilderten Ereignisse sind Abbilder, Ausschnitte aus Klinik, Poliklinik und Praxis.

Die vorliegenden Geschichten sind recht unterschiedlich. Viele haben einen ernsten, traurigen oder sogar tragischen Inhalt. Andere sind weniger ernst, manchmal eher lustig oder zumindest erheiternd, andere wieder geben zum Schmunzeln oder zum Nachdenken Anlass. In der therapeutischen Situation kann der Humor helfen über manches besser hinwegzukommen, die Therapie zu vertiefen, das Leben in den Griff zu bekommen, getreu dem Ausspruch von Wilhelm Raabe: „Humor ist der Schwimmgürtel auf dem Strom des Lebens“. Eine Therapie ohne Humor ist sicher schwieriger – für den Patienten und für den Therapeuten.

Zum Wahrheitsgehalt der Geschichten: Sie sind alle wahr! Genauer gesagt: Die allermeisten habe ich selbst mit Patientinnen und Patienten erlebt, oder sie wurden mir von ihnen erzählt. Einige wenige wurden mir von glaubwürdigen Personen, von Freunden, Bekannten und Kollegen zugetragen. Die Geschichten stimmen also, auch wenn sie vielleicht nur aus der subjektiven Erlebniswelt der Patienten richtig sind. Manchmal gebe ich zusätzlich zur eigentlichen Geschichte einen Kommentar ab zur jeweiligen Problematik, um das Verständnis zu vertiefen. Manchmal wird eine Geschichte in der Ich-Form erzählt: Ich schlüpfe somit selbst in die Rolle eines Patienten oder des Protagonisten.

Unumgänglich ist in diesem Zusammenhang die Frage des ärztlichen Geheimnisses und des Datenschutzes, da sich einzelne Patienten oder ihre Angehörigen erkennen könnten, wenn sie meinen Namen als den ihres Psychiaters zu wissen bekommen. Deshalb wurde ein Pseudonym gewählt, um die Anonymität zu gewährleisten.

Der Klavierspieler

Er war auf einer offenen Abteilung einer großen psychiatrischen Klinik; er war noch jung, mittelgroß, mit einem blonden Schnauzbart versehen und von Beruf Lehrer. Er galt als schizophren und hatte Wahnvorstellungen.

Als Abteilungsarzt war ich für ihn verantwortlich. Die Behandlung zog sich in die Länge. Trotz Gesprächen, trotz der täglich stattfindenden Visiten und trotz der Medikamente besserte sich sein Zustand nur wenig. Dazu kam eine depressive Grundstimmung, sodass sich der Patient nie wohl fühlen konnte.

Eines Tages äußerte er während der Visite den dringenden Wunsch, entlassen zu werden. Ich erklärte ihm, dass dies zum jetzigen Zeitpunkt zu früh sei und dass er noch eine Weile in der Klinik bleiben müsse. „Nein", erwiderte er, „ich möchte nach Hause!" Ich fragte ihn nach dem Grund seines plötzlich aufgetretenen starken Verlangens, nach Hause zu gehen. „Weil ich Klavier spielen möchte", antwortete er kurz und bündig.

„Ich wusste gar nicht, dass Sie Klavier spielen und dass Ihnen dieses so wichtig ist."

„Ja, doch, es ist für mich sehr wichtig", erhielt ich zur Antwort.

„Das eine schließt aber das andere nicht aus" wendete ich ein, „Sie können auch hier das Instrument spielen, ich werde mich darum bemühen, dass Sie irgendwo im Klinikbereich auf einem Klavier spielen können!“

Ich war fast ein wenig stolz, das Problem lösen zu können, und machte mich auf die Suche nach einem einsamen Klavier in irgendeinem ruhigen Winkel der großen Klinik. Bald fand sich ein Piano in einem Untergeschoss, das niemand zu benutzen schien, das zwar nicht gerade das neueste Instrument war, aber immerhin, es schien mir für diese spezielle Situation eine ausreichend gute Lösung zu sein.

Mit Genugtuung teilte ich meinem Patienten bei der nächsten Visite mit, dass sein Wunsch in Erfüllung gehe und er Gelegenheit habe, täglich ein bis zwei Stunden auf einem Klavier zu spielen. Der Patient war offensichtlich weniger begeistert als ich selbst, er nahm meine Eröffnung zwar zur Kenntnis, zeigte aber kein großes Interesse oder gar Freude.

Bei den Visiten in den darauffolgenden Wochen bekam ich auf meine entsprechenden Fragen von meinem Patienten zu hören, dass er zwar ab und zu Klavier spiele, aber er zeigte keinerlei positive Regungen. Die Fragen nach seinem Musizieren schienen ihn eher zu „nerven“, und wenig später begann er – nachdem sich sein Zustandsbild noch immer kaum zum Besseren verändert hatte – mich erneut zu fragen, ob er nicht sehr bald nach Hause entlassen werde könne, wegen seines Pianos zu Hause (einen anderen Grund als das Klavierspiel nannte er nie, um seine Entlassung zu begründen). Ich konnte es ihm noch immer nicht in Aussicht stellen. Auch mein Vorgesetzter, mein Oberarzt, war derselben Meinung. Mein Patient ließ nicht locker.

„Ich möchte jetzt nach Hause“, tönte es bei jeder Visite.

Erneut stellte ich ihm die Frage: „Warum eigentlich, Sie können doch jetzt hier Klavier spielen!“

„Ja, aber das ist nicht dasselbe!“

„Worin liegt denn der Unterschied?“, fragte ich.

„Es ist einfach ganz anders hier“, meinte er.

„Haben Sie zu Hause vielleicht einen großen, neuen Steinway oder etwas ähnliches?“

„Nein, überhaupt nicht, es ist auch ein gewöhnliches, altes Klavier wie dieses.“

„Was ist also der Unterschied?“ insistierte ich.

„Ich kann es Ihnen nicht sagen“.

Am nächsten Tag fand etwa derselbe Dialog zwischen meinem Patienten und mir statt. Ich ging noch einen Schritt weiter und fragte ihn, warum er es mir nicht sagen könne, was der tiefer liegende Grund sei. Der Patient schien nun etwas verlegen und meinte mit einem Seitenblick auf den mich begleitenden Psychiatriepfleger, er könne es mir vielleicht unter vier Augen einmal erklären. Bereitwillig ging ich darauf ein, und wir vereinbarten einen Termin für den nächsten Tag in meinem Büro.

Wir saßen einander gegenüber. Der Patient schwieg, er wusste offenbar nicht, wie und was er sagen sollte. Ich fragte ihn also erneut: „Was ist denn der Unterschied zwischen dem Klavier hier in der Klinik und Ihrem zu Hause?“

Endlich begann er offen mit mir darüber zu sprechen:

„Wissen Sie“, sagte er, „das Klavier zu Hause ist nichts Besonderes, aber die Art, es zu spielen, ist völlig anders. Zu Hause habe ich das Klavier um 180 Grad gedreht, sodass es auf dem Kopf steht und die Tasten nach unten schauen. Ich bediene also die Tasten von unten und drücke sie hoch. Dies ergibt einen ganz anderen Klang. Diese Art, Klavier zu spielen, hat Zukunft, das hat noch niemand vor mir getan, es ist im wahrsten Sinne des Wortes Zukunftsmusik!“

Ich begriff nun, warum der Patient nach Hause drängte!

Ein schlechtes Gewissen

Manche sind der Ansicht, Psychiater hätten es einfach. Es gebe nur wenige Diagnosen: Depressionen, Schizophrenie und Drogenabhängigkeit. Dem ist natürlich nicht so. Abgesehen davon, dass es die verschiedensten Arten, Formen und Unterteilungen der erwähnten Krankheiten gibt, existieren noch viele andere Diagnosen: Davon zeugen nicht zuletzt die Bände der psychiatrischen Klassifikationssysteme, vollgespickt mit Diagnosen, auf Hunderten von Seiten, fein säuberlich aufgelistet.

In unserer Erzählung geht es um ein Einzelsymptom, das schwer einzuordnen ist, hinter dem aber eine Lebensgeschichte steht, die vieles verständlich und erfassbar werden lässt.

Ein Mann um die 50 musste seiner soeben erkrankten Ehefrau versprechen, nach ihrem eventuellen Tod nicht mehr zu heiraten. Dieser dachte nicht im Entferntesten daran, dass seine Frau bald sterben könnte, und gab ihr leichtfertig das gewünschte Versprechen. Die Krankheit der Frau verschlimmerte sich aber zusehends, und nach einigen Wochen war sie tot. Nun war der Hinterbliebene nicht nur mit dem für ihn unerwarteten Ableben seiner Ehefrau konfrontiert, sondern auch mit dem Versprechen, nicht mehr heiraten zu dürfen. Er war gläubiger Katholik und unglücklich über sein Versprechen. Wenig später lernte er eine

Frau kennen, mit der er sich gerne wieder verheiratet hätte. Was also sollte er tun? (Das Zusammenwohnen mit einer Partnerin, ohne miteinander verheiratet zu sein, war damals nicht gestattet).

Er besprach sich mit diversen Geistlichen und Pastoren, die ihm unterschiedliche Ratschläge gaben. Die einen fanden, sein Versprechen sei absolut heilig und verbindlich, sei also um jeden Preis einzuhalten, andere wiederum waren der Ansicht, dass unter den gegebenen Umständen auch anders entschieden werden könne. Diese widersprüchlichen Aussagen verunsicherten unseren Witwer derart, dass er langsam zu einem psychisch Kranken zu werden drohte. Er begann, ein Symptom zu entwickeln, das sein Leben massiv beeinträchtigte: Er musste nach jeder banalen, alltäglichen Frustration kleine Mengen erbrechen. Ganz gleich, ob die Aktienkurse fielen oder ob sein Gruß von einem Mitmenschen nicht freundlich genug erwidert wurde, er musste danach kotzen. Unser Patient kam deswegen in eine psychiatrische Klinik, wo sich aber trotz diverser medikamentöser Behandlungen und trotz Psychotherapie nichts änderte. Der Mann, der nicht eigentlich depressiv war, musste mehrmals täglich kleine Mengen erbrechen, und zwar ohne nennenswerten Gewichtsverlust. In der Klinik z. B. übergab er sich, wenn er abends beim Kartenspiel mit anderen Patienten seiner Abteilung das Spiel verloren hatte.

Nach einer mehrmonatigen Behandlung, die – ich sage es ungern – nicht den Ansatz einer Besserung, eines Erfolgs zeigte, musste er schließlich entlassen werden. Allerdings wurde er mit einer dringenden Empfehlung nach Hause geschickt. Es war uns Klinik-Ärzten wohl bekannt, dass ein einzelnes Symptom, wie z. B. Erbrechen, gut auf Hypnose anspricht. Es wurde ihm also dringend geraten, sich in Behandlung eines bestimmten namhaften Psychiaters zu begeben, der vorwiegend mit Hypnose arbeitete.

Ich verlor den Patienten aus den Augen und hörte nichts mehr von ihm.

Etwa ein Jahr später traf ich ihn zufällig am Bahnhof: Er war in Begleitung einer Frau, ich war zusammen mit meiner Partnerin unterwegs. Er begrüßte uns freundlich und kam sogleich auf das Problem zu sprechen. Fast triumphierend sagte er mir: „Ich muss immer noch erbrechen!" Ich fragte ihn, ob er den empfohlenen Psychiater aufgesucht hätte? „Nein, das habe ich nicht", antwortete er. Er trete soeben seine Hochzeitsreise mit seiner frisch vermählten Frau an!

Offenbar hat er sich auf einen Kompromiss, auf einen „Deal" eingelassen (ob bewusst oder unbewusst bleibe dahingestellt). Er hielt sein Versprechen nicht und büßte dafür, indem er immer noch erbrach, sich aber mit seinem Erbrechen recht gut zu arrangieren wusste. Wäre er von seinem Symptom geheilt worden, hätte er wohl ein schlechtes Gewissen gehabt, das er auf diese Weise umgehen konnte. Ein gutes Gewissen ist eben doch ein gutes Ruhekissen!

Die Angst vor zu Hause

Häufig entwickeln Menschen Ängste, wenn sie in eine psychiatrische Klinik gehen müssen. Aber auch das Umgekehrte kommt vor. Im Folgenden ist von einer Patientin die Rede, die sich in der Klinik recht wohl fühlte und panische Angst hatte, wieder in ihr Zuhause zurückzukehren.

Die sehr junge, wenig differenzierte Frau kam in die Klinik, nachdem daheim ein Zwischenfall mit ihrem Ofen passiert war. Es kam zu einer mäßigen Rauchentwicklung, ohne dass aber Personen zu Schaden gekommen sind. Die Frau entwickelte danach massive Ängste, die darin gipfelten, der inzwischen reparierte Ofen könnte jederzeit explodieren. Darum zog sie es vor, möglichst lange in der Klinik zu bleiben.

Die wochenlangen Therapien zeigten nur bedingt Erfolg. Immer wieder verstand es die einfache Frau meisterhaft, den Entlassungstermin hinauszuschieben. Ihre Argumente dafür hatten durchaus Hand und Fuß, obschon auch sie einsehen musste, dass sie nicht immer in unserer Institution bleiben konnte.

Einmal war ihr Ehemann auf Geschäftsreise, und sie wollte keinesfalls allein in ihre Wohnung zurück, denn mit ihrem Angetrauten zu Hause fühlte sie sich sicherer. Ein anderes Mal wurden in der Wohnung neue Fenster eingesetzt, wobei sie auch nicht anwesend sein wollte. Ein drittes Mal musste der Ofen nochmals gründlich von der Putzfrau gereinigt werden, damit ja nichts passieren konnte, wenn sie zu Hause war.

Schließlich riss uns der Geduldsfaden, und wir (der Oberarzt und ich) teilten der Patientin unmissverständlich mit, dass sie in zwei Tagen unter allen Umständen die Klinik verlassen und nach Hause zurückkehren müsse. Sie nickte brav und nahm unser „Ultimatum" offenbar recht gelassen entgegen. Am darauffolgenden Tag suchte sie mich in meinem Assistentenzimmer auf und teilte mir allen Ernstes mit, dass ich sie anderntags nicht entlassen könne. Ich fragte sie nach dem Grund. „Weil ich einen Bandwurm habe", antwortete sie kurz und bündig. „Wie kommen Sie denn darauf", fragte ich erstaunt. „Ich habe ihn gesehen", meinte sie. „Ja, dann möchte ich ihn aber auch sehen", sagte ich ihr glasklar. Sie wolle mir den Beweis liefern und verschwand aus meinem Zimmer.

Nach einer Stunde erschien sie wieder und zeigte mir, in Papier eingewickelt, ein kleines Gebilde, das aussah wie ein Teil einer breiten, durchgekochten Nudel. Sehr skeptisch nahm ich das „corpus delicti" entgegen und ließ es im Labor untersuchen. Und siehe da, es war tatsächlich ein Stück eines Bandwurms.

Das Testament – der letzte Wille

Zu meinen Aufgaben gehörten auch Konsilien, d. h. Untersuchungen von Patienten, die in einem Spital wegen körperlicher Krankheiten lagen und die psychische Symptome hatten oder im Laufe ihrer Erkrankung entwickelten. Die Kollegen baten dann jeweils um ein psychiatrisches Konsilium.

In dieser Geschichte geht es um eine Grenzsituation, um nicht zu sagen eine Überschreitung von Grenzen. Es wurde mir mitgeteilt, ich müsse so schnell wie möglich einen schwer kranken Patienten aufsuchen, der sein Testament ändern wolle. An sich ist dies natürlich keine psychiatrische Tätigkeit, aber bei einer schweren Krankheit muss in dieser Angelegenheit die Urteilsfähigkeit gegeben sein bzw. vorausgesetzt werden können. Diese hätte ich also bestätigen sollen.

Als ich das Krankenzimmer betrat, waren die Schwester des Patienten – zu deren Gunsten das Testament geändert werden sollte – und ein Notar schon anwesend. Ich fand einen moribunden Patienten vor, der kaum noch ansprechbar war. Er befand sich im Endstadium einer Krebserkrankung, die schon seit Monaten bekannt war. Der nach Luft ringende, buchstäblich sterbende Patient, der kurz zuvor noch erbrochen hatte, wurde vom Notar gefragt, ob er einverstanden sei, sein Testament zugunsten seiner Schwester zu ändern. Offensichtlich bekam er den Inhalt dieser

Frage gar nicht richtig mit. Er konnte nicht antworten. Eine kleine Bewegung seines Kopfes wurde aber vom Notar als Zustimmung gewertet. Triumphierend sagte er zu mir: „Er hat mit dem Kopf genickt".

Wir gingen zusammen hinaus, und der Notar wollte, dass ich die Urteilsfähigkeit des Patienten nicht nur bestätigte, sondern sogar eine Blanko-Unterschrift leistete. Ich empfand das Ganze als eine widerliche Inszenierung, als eine Zumutung für den Patienten und auch für mich. Natürlich war der Patient nicht mehr urteilsfähig. Er starb noch am gleichen Nachmittag.

Prominenz in der psychiatrischen Klinik

Bei dieser Geschichte kommt mir die Anekdote in den Sinn, die über den bekannten Kulturhistoriker Jakob Burckhardt berichtet wird. Der zurückhaltende, fast scheue Mann wurde dringend gebeten, sich in einem Fotostudio ablichten zu lassen. Damals, Mitte des 19. Jahrhunderts, war das Fotografieren noch recht neu und aufwendig. Ungern ließ sich Burckhardt den Termin geben für drei Uhr nachmittags, zu dem er im Fotostudio zu erscheinen hatte. Schon Stunden vorher war das Personal mit Vorbereitungen beschäftigt, um ja pünktlich bereit zu sein für den hohen Gast. Mitten in diese emsigen Vorbereitungen platzte um zwei Uhr nachmittags ein unscheinbares Männchen herein. Hilflos stand es an der Tür. Das Personal schickte den Mann in unwirschem Ton weg, er solle verschwinden und ein anderes Mal wiederkommen, da heute eine bedeutende Persönlichkeit erwartet werde. Prof. Burckhardt kehrte um und – kam nicht wieder!

Auf der Abteilung, wo ich als Assistenzarzt einer psychiatrischen Klinik tätig war, wurde eine prominente Persönlichkeit, ein einflussreicher Unternehmer, erwartet. Man wusste aber nicht, wann er kommen würde. Er war schon mehrere Male in dieser Klinik aufgetaucht, manchmal kam er mitten in der Nacht per Helikopter. Das Pikante an der Sache war, dass er keineswegs aus psychischen Gründen kam oder weil er sich krank fühlte. Nein, er kam lediglich für einen kurzen stationären Aufenthalt, um sich untersuchen zu lassen im Hinblick auf seine körperliche Gesundheit, für einen sog. Check-up! Dies bewirkte eine große Unruhe und Hektik auf der Station. Warum er dies tat? Weil er sich dem Chefarzt, dem Klinikdirektor verpflichtet und sich in dieser Klinik wohl fühlte, nachdem mein Chef seine Tochter von ihren Depressionen geheilt hatte.

Die Tatsache, dass der Inhaber eines großen Konzerns bei uns „abstieg", machte die Sache insofern schwierig, als wir ja alle, inklusive dem Klinikdirektor, für das Somatische, für die diversen körperlichen Untersuchungen, nicht primär zuständig waren. Wir mussten also Konsiliarärzte aus der Universitätsklinik benachrichtigen und kommen lassen und mit ihnen einen Termin vereinbaren. Natürlich durfte es nicht irgendein Oberarzt sein, sondern die Leiter und Chefärzte der Kardiologie, der Inneren Medizin, der Urologie usw. hatten sich gefälligst für die Untersuchung in die psychiatrische Klinik höchstpersönlich zu bemühen!

Endlich kam der Tag, an dem sich unser „Patient" die Ehre gab. Besser gesagt: Es war eigentlich Nacht, etwa 23 Uhr, und ich hatte gerade Nachtdienst. Ich hatte schon zuvor die Weisung bekommen, sobald dieser bekannte Herr X auftauche, sollte ich sofort meinen obersten Chef alarmieren. Ich konnte zwar unseren prominenten Mann ganz kurz mit einem Händedruck begrüßen, ohne mit ihm wirklich zu reden, da sich bereits andere um ihn kümmerten, u. a. ein eifriger Pfleger, der ihm sein Zimmer zeigen wollte. Nach kürzester Zeit kam mein Chef, der sich mit ihm fast eine halbe Stunde – für ihn eine fast rekordverdächtige Zeitspanne – unterhielt. Er schrieb auch die Aufnahme, machte alle Verordnungen, sodass ich gar nichts zu tun hatte und mich bald schlafen legen konnte.

Für die nächsten vier Tage – so lange sollte der „Patient" auf unserer Abteilung verweilen – hatte ich mir ein Ziel gesetzt: Ich wollte mich irgendwann einmal kurz mit ihm allein – nur unter vier Augen – unterhalten. Dies sollte eigentlich nicht so schwierig sein, da er sein Zimmer kaum verließ, er also immer anwesend war. Jeden Tag versuchte ich es mehrmals, aber immer ohne Erfolg: Einmal hatte er von wichtigen Persönlichkeiten Besuch, ein anderes Mal war einer der herbeigerufenen Konsiliarärzte bei ihm. Oder mein Oberarzt unterhielt sich gerade mit ihm – er hatte sich wohl das gleiche Ziel gesetzt wie ich – oder der „Patient" erledigte gerade ein wichtiges Telefonat. Nach etwa zehn frustrierenden „Anläufen" versuchte ich es am letzten Tag – kurz vor seiner Abreise – ein allerletztes Mal. Ich machte vor seiner Türe Halt und lauschte kurz: Es war niemand zu hören. Also musste er allein sein, ich wertete dies als gutes Zeichen. Ich klopfte kurz und trat mutig in sein Zimmer. Er war tatsächlich allein. Aber es kam wieder zu keinem Gespräch, denn der vielbesuchte und wichtige Mann stand splitternackt am Waschbecken und putzte sich gerade die Zähne. Ich nickte nur freundlich lächelnd und verließ diskret unverrichteter Dinge sein Zimmer.

Das Examen als Albtraum oder: Der Staatsexamenkandidat

Mein medizinisches Staatsexamen beinhaltet auch mein meistverhasstes Fach: Eine mündliche Prüfung in Psychiatrie. Wie ich das alles verabscheue. Schon die Vorlesungen mochte ich nicht: alles so ungenau, schwammig, keine exakte Wissenschaft eben. Nichts ist genau nachweisbar, wirklich fassbar, kein Labor, das die Diagnose bestätigt, nichts, immer nur vage Formulierungen subjektiv gefärbter Interpretationen. Schließlich möchte ich Chirurg werden, was soll da die Psychiatrie?

Am meisten fürchte ich die Untersuchung irgendeines Patienten, über dessen Krankheit ich dann in der Prüfung befragt werde von einem Dozenten oder Professor, den ich womöglich gar nicht kenne und der mich nicht kennt. Ich muss gestehen, dass ich längst nicht immer die Vorlesungen mit den dämlichen Patientenvorstellungen und -befragungen besucht habe.

Was mich aber am meisten verärgert, ist die Tatsache, dass mich dieses Examen völlig durcheinander bringt. Was die anderen medizinischen Prüfungen betrifft, war und bin ich zuversichtlich, souverän, gelassen, ruhig und mache auch einen entsprechend guten Eindruck.

Je näher die Psychiatrieprüfung kommt, desto aufgeregter bin ich. Ich spüre schon Tage (und Nächte!)

zuvor die innere Unruhe, ein Zittern, eine Spannung, die negative Erregung.

Schließlich kommt der ominöse Morgen, an dem ich in der Psychiatrischen Universitätsklinik zur Prüfung zu erscheinen habe. In der Nacht zuvor habe ich kein Auge zugetan; ich habe mir alle möglichen Prüfungsszenarien vorgestellt und nochmals mein Lehrbuch konsultiert, mit dem ich nie wirklich etwas anfangen konnte.

Ich bin in meiner Gruppe der erste. Weit und breit keine mir vertrauten Gesichter. Auf dem Klinikareal sehe ich nur einige komische Leute, man sieht es ihnen ja an, dass es sog. psychisch Kranke sind, und endlich treffe ich auf die Chefsekretärin, die mich in einen kleinen, engen, unfreundlich ausgestatteten Raum führt, in dem ich auf einen Patienten zu warten habe, der letztlich mitbestimmend ist für meine Note im Staatsexamen. Es geht mir wirklich nicht gut: Mir ist übel, ich schwitze, ich habe richtig Angst (etwas, das mir eigentlich ganz fremd ist) und – ich zittere am ganzen Körper.

Kurze Zeit später wird eine junge Frau hereingeführt, sie nimmt mir gegenüber Platz. Es irritiert mich sogleich, dass sie so unauffällig aussieht. Sie hätte mir ebenso gut in der Straßenbahn gegenüber sitzen können. An was sie wohl leidet? Ich versuche eine Anamnese aufzunehmen und stelle ihr Fragen. Aber die Befragung ist alles andere als einfach. Die Patientin sagt nichts und nickt nur manchmal mit dem Kopf, wenn ich etwas frage, das sie bejahen kann. Ich gebe mir alle Mühe, gescheite Fragen zu stellen, aber die Patientin schweigt wie ein Grab. Manchmal lächelt sie, wohl wegen meiner tiefschürfenden Fragen.

Dies macht mich noch nervöser. Ich habe jemanden erhofft, der Stimmen hört, wild halluziniert oder einen abgebauten Alkoholiker erwartet, der mir entgegentorkelt, dem seine Sucht schon von Weitem anzusehen ist. Aber eine ruhig dasitzende, unauffällig erscheinende Frau, die nur schweigt und lächelt, das habe ich mir am allerwenigsten vorgestellt. Das ist einfach zu viel. Ich werde immer ungeduldiger und furios. Ich springe auf und schreie die Patientin an, sie solle mir endlich meine Fragen beantworten. Gerade in diesem Moment kommt Prof. Roduk herein, mein Examinator. Er hat gerade noch mitbekommen, dass ich mein Gegenüber angeschrien hatte. Er begrüßt mich überaus freundlich und streckt auch der jungen Frau seine Hand entgegen, die seinen Gruss sogar kaum hörbar erwidert. Mein Befinden und Verhalten sind so auffällig, dass Prof. Roduk sich mir zuwendet und mich zu beruhigen versucht. Er klopft mir auf die Schulter und sagt, es sei alles halb so schlimm und ich solle mich doch nicht aufregen. Doch ich bin immer noch außer mir und vermag meine Fassung nicht zurückzugewinnen. Ich starre den Professor mit weit geöffnetem Mund an. Ich koche geradezu innerlich. Der Examinator versucht es nochmals: „Es ist jetzt alles schon vorbei, und Sie können gleich auf die Abteilung zurück!“ Was meint er mit

„auf die Abteilung zurück?“ Ich springe wieder vom Stuhl hoch, zittere wie Espenlaub und brülle in meiner Verzweiflung und Erregtheit: „Ich bin doch nicht Patient hier, ich bin der Kandidat fürs Staatsexamen!“ Prof. Roduk versucht mich jetzt erst recht zu beruhigen und sagt nur: „Ja, ja, Sie haben völlig recht, ich lasse jetzt einen Pfleger kommen, der sie auf die Abteilung begleitet, dort bekommen sie ein Beruhigungsmittel und können sich ausruhen!“ Meine Patientin schweigt noch immer beharrlich und konsequent, auch nachdem der Examinator das Zimmer verlassen hat. Wir sehen uns fassungslos an. Prof. Roduk kommt kurze Zeit später zusammen mit einem jungen Pfleger herein, und macht mir klar, dass ich den Pfleger auf die Station zu begleiten habe, dies sei keine Bitte, sondern ein Befehl. Ich solle mir weitere Probleme ersparen und bitte verhindern, dass Gewalt angewendet werden müsse. Beim Verlassen des Zimmers hörte ich noch, dass Prof. Roduk der jungen Frau eine Entschuldigung zuflüstert und ihr sagt, sie werde gleich zur Prüfung abgeholt werden. Doch sie bleibt bei ihrem Schweigen und lächelt nur.

Ich komme nur langsam zur Vernunft. Ich weiß, dass ich mit weiteren Protesten und mit Randalieren alles nur noch schlimmer machen würde. Ich werde also in die geschlossene Aufnahmestation geführt und in ein Einzelzimmer eingeschlossen. Man verabreicht mir eine „Beruhigungstablette“, wie mir angekündigt worden ist. Erst am Nachmittag kommt ein junger Assistenzarzt, den ich aufgrund meines medizinischen Wissens und meines Ausweises bald überzeugen kann, dass ich wirklich ein Staatsexamenskandidat bin und dass ein Missverständnis vorliegt. Ich frage ihn, warum nicht wenigstens der Pfleger „richtig geschaltet“ habe: Er hätte mich doch als „Nicht-Patient“ auf seiner Abteilung erkennen müssen. „Ja, da haben Sie ganz Recht“, meinte der Assistent, „aber dieser Pfleger hat heute seinen ersten Arbeitstag!“ Ich werde noch am selben Tag aus der Klinik entlassen, ohne je offiziell aufgenommen worden zu sein! Die vermaledeite Prüfung durfte ich später nachholen!

Hysterie

Während es zu Zeiten von Sigmund Freud massenhaft hysterische Persönlichkeiten gegeben zu haben scheint, ist dies heute ganz anders: Klassische Hysteriker – historisch gesehen vor allem Hysterikerinnen – sind heute in Kliniken und in psychiatrischen Praxen nur noch sehr selten anzutreffen – und zudem hat sich auch die Nomenklatur bzw. das Klassifikationssystem geändert.

Eine solch rare Patientin kam vor vielen Jahren in meine Sprechstunde. Die gut aussehende, etwa 40-jährige Juristin begann sogleich zu erzählen, was ihr alles passiert sei, dass ihre alle gut aussehenden Männer nachlaufen, auch wenn sie verheiratet seien, dass sie in den besten sozialen Kreisen verkehre und jeden „haben" könnte, wenn sie nur wollte. An einem wichtigen Empfang im brasilianischen Konsulat habe sie sich kürzlich hinter dem Botschafter verstecken müssen, um von einem ehemaligen Freund nicht gesehen und erkannt zu werden, der auch mit ihrem Mann, einem lokal bekannten Journalisten, befreundet sei. Das sei ihr wirklich peinlich gewesen! So sprudelte es nur so aus ihr heraus. Die ehelichen Spannungen, die sie mit ihrem Mann hatte, waren kaum der Rede wert: sie wurden bestenfalls angedeutet.

Bei der nächsten Besprechung klagte sie über körperliche Beschwerden; sie habe vermutlich eine Venenentzündung, denn ihr rechter Unterschenkel sei gerötet und überwärmt. Sie wollte auch sogleich den Beweis ihrer Aussage antreten und zeigte mir, nachdem sie blitzschnell ihre Strümpfe ausgezogen hatte, nicht etwa ihren rechten Unterschenkel, sondern ihren Oberschenkel!

Ohne dass ich es wusste, hatte ihr Ehemann, den ich nicht kannte, ein Gespräch mit dem Ordinarius für Psychiatrie, meinem damaligen Chef. Offenbar erlebte der Ehemann seine Situation und die seiner Ehefrau ganz anders. Mein früherer Chef rief mich an und teilte mir mit, dass Frau X offenbar an einer Psychose leide. Aber er habe die Patientin nie selbst gesehen, er müsse dies aus den Schilderungen ihres Ehemannes schliessen. Ich war sprachlos und sehr erstaunt, denn für mich war diese Frau eine klassische Hysterica. Ich nahm mir vor, bei der nächsten Besprechung speziell darauf zu achten, ob Anhaltspunkte für ein psychotisches Erleben zu eruieren wären. Gespannt sah ich dem nächsten Termin entgegen: Die Patientin kam gut gelaunt zur Türe herein und begann gleich loszulegen: „Stellen Sie sich vor, ich habe einen Brief vom Papst erhalten!“ Also doch!, dachte ich, sagte aber, dass dies spannend sei und dass ich mich für den Brief sehr interessiere, ob sie ihn dabei habe? „Ja, sicher“, sagte sie und zog einen Briefumschlag aus ihrer Handtasche: er stammte zweifelsfrei aus dem Vatikan und war zwar nicht vom Papst persönlich unterzeichnet, aber immerhin von einem hohen Würdenträger! Alle meine

Bemühungen, eine Psychose auszumachen, schlugen fehl: es blieb dabei, meine Patientin war eine der selten gewordenen Hysterikerinnen! (Gemäß veralteter Klassifikation).

Der Notfall

Ich hatte Notfalldienst und wurde zu einem Patienten gerufen, der sich in einem renommierten Hotel eingemietet hatte. Er fiel dem Hotelpersonal auf, da er andere Gäste behelligte, anquatschte und „wirres Zeug" redete. Zwischendurch ging er auf den stark frequentierten Platz vor dem Hotel und begann – als selbsternannter Polizist – den Verkehr zu regeln.

Ich fand in der Hotelhalle einen ca. 40-jährigen, großen, kräftigen Mann vor, der gleich von seinen Reisen im Weltall zu erzählen begann. Alois war psychotisch – akut schizophren – und niemand wusste, warum er vor etlichen Tagen hier in diesem Hotel abgestiegen war. Dass ich als Psychiater zu ihm gerufen wurde und dass er in die hiesige psychiatrische Klinik sollte, um sich behandeln zu lassen, kümmerte ihn kaum. Er nahm keine Notiz davon. Ein Dialog mit ihm war nicht möglich.

Inzwischen hatte die Hotelleitung herausgefunden, dass der Patient zwar keine eigene Familie, aber Angehörige im Tessin hatte, die es nun zu kontaktieren galt. Es gelang mir schon nach kurzer Zeit mit einem Schwager die Angelegenheit am Telefon zu besprechen. Ja, er wisse, dass Alois ab und zu „spinne", und er habe gegen eine Klinikeinweisung – selbst gegen eine Zwangseinweisung – nichts einzuwenden. Seine Familie denke genauso.

Das Gespräch war noch nicht beendet, als sich der neben mir befindliche Hotelmanager, der meinem Gespräch aufmerksam zuhörte, räusperte und mir zuflüsterte, ich solle Herrn X fragen, ob er auch die Hotelrechnung bezahlen werde, da er dies dem Patienten nicht zutraue. Da dies nicht meine Aufgabe war, übergab ich dem eifrigen Angestellten den Hörer, damit er selbst das Finanzielle klären konnte.

Da Alois nicht bereit war, freiwillig in die Klinik zu gehen, musste ich eine sog. Zwangs-Einweisung veranlassen. Dies bedeutet, dass der zuständige Amtsarzt sein Einverständnis geben bzw. den Patienten selbst untersuchen muss. Dieser gab sofort sein telefonisches Einverständnis, wollte aber nicht selbst vorbeikommen, da er mir als Facharzt vertraue! Praktisch hieß das, dass die Polizei Alois mit Gewalt in die Klinik bringen musste. Obschon ich nicht verpflichtet war, das Eintreffen der Polizei abzuwarten, tat ich es trotzdem und harrte der Dinge, die da kommen sollten. Nach ca. 15 Minuten parkte ein Polizeiwagen vor dem Hotel, und es entstiegen ihm ein kleiner Polizist und eine noch kleinere, zierliche Polizistin. Ich ahnte nichts Gutes und orientierte die beiden persönlich, um was es geht. Als Alois mit der Polizei nicht freiwillig mitgehen wollte, sagte mir der Ordnungshüter, er werde keinesfalls Gewalt anwenden. Der Patient war inzwischen wieder auf dem Platz vor dem Hotel tätig und regelte den Verkehr. Die Polizei fuhr wieder davon, und ich verließ den Schauplatz ebenfalls. Ich informierte nochmals den Amtsarzt und erfuhr einige Stunden später, dass Alois von der Polizei dann doch in die psychiatrische Klinik gebracht worden war, allerdings von einem etwas stärkeren Polizeiteam.

Der Hund – Dein bester Freund

Eine Frau zwischen 50 und 60 suchte mich in meiner Sprechstunde auf. Sie war völlig vereinsamt, und ihre Stimmung litt darunter. Ihr Mann lag eines Morgens tot neben ihr im Bett, und Kinder hatte sie keine. Schon zuvor pflegte sie kaum Beziehungen mit anderen Menschen, und so wendete sie sich ihren beiden Pudeln zu, die für sie zum Ein und Alles wurden.

Als Grund für die Kinderlosigkeit nannte die Patientin die Ablehnung ihres Mannes gegenüber Kindern: Nicht nur er wollte keine, sondern auch seine Mutter, die sich immer wieder in die ehelichen Beziehungen einmischte und Bedingungen gestellt hatte. Die Patientin bereute es zutiefst, keine eigenen Kinder geboren zu haben. Sie phantasierte in der Therapie, wie toll es jetzt wäre, große oder schon erwachsene Kinder um sich zu haben, die natürlich einzig und allein zum Ziel hätten, ihre alleinstehende Mutter zu umsorgen und zu verwöhnen und ihr die Wünsche von den Augen abzulesen!

Ich versuchte die Frau zu ermutigen, etwas zu unternehmen, Beziehungen zu knüpfen, Beschäftigungen nachzugehen, die sie früher geliebt hatte, z. B. dem Klavierspiel, das sie in jungen Jahren ausgezeichnet beherrscht hatte. Zwar versuchte sie letzteres mit bescheidenem Erfolg, aber jeglicher Kontakt mit anderen Personen blieb vollständig aus. Sie ging mit ihren Pudeln spazieren und wendete sich diesen in einer Weise zu, die jeden normalen Rahmen sprengte. Sie holte jeweils beim Metzger die besten Filets und bereitete sie zu, nicht etwa für sich – sie war Vegetarierin – sondern für ihre kleinen Lieblinge. Deren Geburtstage feierte sie wie die eines Kindes: Es gab eine Geburtstagstorte für sie, und das Zimmer wurde festlich mit Girlanden geschmückt. Es wurden Kerzen angezündet – entsprechend dem zunehmenden Alter ihrer Hunde – kurz, es fand jeweils „das ganze Programm" statt, wie bei einem klassischen Kindergeburtsgag, allerdings ohne Gäste, ohne Geladene, die gab es nicht: Bei der Feier waren nur meine Patientin und ihre beiden Vierbeiner zugegen.

Als meine Patientin einmal einige Wochen in die Klinik musste, wurde zuvor die bestmögliche Unterkunft für ihre Hunde gesucht und auch gefunden. Die Frau war untröstlich, dass sie ihre Lieben nicht dauernd um sich haben konnte. Die Betreuerin musste zwar mit den Hunden im Auto täglich vor der Klinik vorfahren und unsere Patientin winkte ihnen aus dem Fenster zu oder begab sich in den Garten und begrüßte sie herzlich und innig. Abends telefonierte sie aus der Klinik, und ihre Hunde bellten ins Telefon – eine Genugtuung für unsere Patientin.

Nun, die Jahre gingen ins Land, nicht nur für unsere einsame Frau, sondern auch für ihre beiden besten Freunde. Die Vierbeiner wurden alt und gebrechlich und täglich musste sie damit rechnen, einen ihrer

Pudel zu verlieren. Es kam der Tag, an dem einer der Pudel starb. Der um zwei Jahre ältere starb ein halbes Jahr später. Die Frau kam kaum darüber hinweg und bedurfte intensiver Therapie. Sie litt mehr als manche, die ihren Partner oder ihre Partnerin verloren hatten.

Wenige Wochen nach dem Ableben ihrer Pudel ereignete sich eine für die Patientin peinliche Situation. Sie saß in der Straßenbahn und schaute zum Fenster hinaus, als plötzlich ein Mann vor ihr stand. Er sprach die Frau an und grüßte sie freundlich. Es war ihr Metzger, bei dem sie jahrelang das feinste, teuerste Fleisch eingekauft hatte. Er fragte sie, ob sie nicht zufrieden gewesen sei mit seiner Ware und warum sie nie mehr in seine Metzgerei komme. Er konnte natürlich nicht ahnen, dass sie nie Fleisch für sich gekauft hatte! Meine Patientin war perplex und brachte kein Wort hervor, sie weinte nur still vor sich hin, bis der Metzger wortlos die Straßenbahn verlassen hatte.

Es brauchte sehr lange, bis die Frau sich von ihrem Schmerz einigermaßen erholt hatte. Auch als sie Jahre später wieder einen Hund gekauft hatte.

Die Nervensäge

„Guten Tag Herr Doktor, ich getraue mich gar nicht recht, Ihre schöne und kostbare Praxis zu betreten".

„Ja kommen Sie nur, und nehmen Sie bitte Platz."

„Ich bin eine arme geplagte alte Frau, habe überall Schmerzen und bin allein. Mein einziger Sohn will nichts von mir wissen und kümmert sich nur um seine eigene Familie. Seine Frau hat ihn mir völlig entfremdet, und ich lebe am Rande des Existenzminimums".

„Wie lange fühlen Sie sich denn so einsam, und seit wann leben Sie allein?"

„Einsam habe ich mich seit Langem gefühlt, und mein Mann hat mich verlassen, als mein Sohn ausgezogen ist, vor etwa 20 Jahren. Mein Mann hatte eine andere, ich war ihm nicht mehr gut und jung genug, dabei habe ich alles für ihn getan! Nun bin ich eine Ruine und leide unter meinem Muskel- und Knochenschmerzen am ganzen Körper".

„Was haben Sie denn gegen Ihre Schmerzen unternommen?"

„Mein Hausarzt hat mir Mittel gegeben, aber alle helfen nicht, ich könnte ebenso gut Zuckerwasser schlucken! Aber Sie werden mir ja auch nicht helfen können, davon bin ich überzeugt".

Nach mehreren Sitzungen, die alle ähnlich verliefen – die Patientin hatte bereits ihre erste Rechnung erhalten – kommt sie wieder zum abgemachten Termin und sagt: „Ja, ja. Ihre Rechnung habe ich bekommen, ich danke Ihnen dafür, nun muss ich noch bezahlen für etwas, das ohnehin nichts nützt. Aber Sie haben es ja gut, vermutlich sind Sie dank Ihrer hohen Rechnungen schon bald Millionär!"

Manchmal gehe ich über die Bemerkungen der schwierigen Patientin hinweg. Manchmal aber gehe ich – zunächst geduldig – darauf ein und versuche, ihr gewisse Zusammenhänge und Sachverhalte zu erklären, aber zumeist mit sehr bescheidenem Erfolg.

Eines Tages treibt es die Patientin besonders „bunt": Sie beschuldigt mich, dass ich nicht genügend für sie tue, sie klagt ihre Umwelt an, die ihr übel mitgespielt habe, dabei habe sie es mit allen doch nur gut gemeint und immer an die andern gedacht, nie an sich selbst!

Ich bin froh, dass die Zeit der Sitzung abläuft und beginne mit dem Abschlussritual. Die etwas gehbehinderte und langsame Patientin braucht heute besonders lange, bis sie an der Garderobe ist, wohin ich sie stets begleite. Aber hier beginnt sie erneut mich in ein Gespräch zu verwickeln und klagt über ihre Schmerzen, dass sie kaum mehr gehen könne. Im Wartezimmer wartet schon der nächste Patient, und noch immer macht meine Patientin keine Anstalten, die Praxis zu verlassen. Schließlich reißt meine Geduld, und ich sage ihr spontan: „Ich werde Ihnen jetzt ein Taxi bestellen." Sie ist entsetzt und entgegnet: „Das können Sie sich schon leisten, aber ich armer Tropf doch nicht!" Da ich mich wirklich nicht auf eine neue grundsätzliche

Diskussion einlassen will, biete ich ihr an, dass ich die Taxi-Kosten übernehmen werde. Jetzt reagiert sie noch entsetzter als zuvor: „Von Ihnen nehme ich kein Geld an!“, herrscht sie mich an. Sie bewegt sich langsam und mühsam aus der Praxis und wirft mir noch einen bösen Blick zu!

Nach zehn Minuten – ich bin bereits mit dem neuen Patienten beschäftigt – klingelt es an der Türe. Meine inzwischen eingetroffene Sekretärin öffnet die Türe, sie kennt die Patientin sehr gut. Es reut die Frau nun doch, meine Offerte abgelehnt zu haben. Sie sagt zu meiner Sekretärin: „Bitte bestellen Sie mir ein Taxi, der Herr Doktor bezahlt es. Er kann es ja der Krankenkasse berechnen!“

Vorahnungen?

Die endlose Diskussion über Vorahnungen, prophetische Träume, parapsychologische Phänomene soll hier nicht geführt werden. Es werden im Folgenden lediglich drei Beispiele geschildert, die nicht erklärt werden können und die vom Leser – je nachdem – auch als Zufall abgetan werden dürfen. Sie stammen von drei verschiedenen Patienten, die einander nicht kennen, und die Geschehnisse sind an ganz verschiedenen Orten und zu unterschiedlichen Zeiten passiert. Die drei Personen haben mir während der Therapie Folgendes erzählt.

Eine ca. 40-jährige Chemikerin war zusammen mit ihren Freund auf einer Ferienreise in Irland. Am Abend suchten sie ein Hotel auf und bezogen sogleich ein Doppelzimmer. Sobald sie das Hotelzimmer betreten hatte, fühlte die Frau sich sehr unwohl: Sie bekam ein beklemmendes Gefühl, die Atmung begann ihr schwer zu fallen, der Geruch war ihr zuwider, alles empfand sie in diesem Raum als unheimlich, als unerträglich. So etwas hatte sie noch nie erlebt, schon gar nicht beim Betreten eines Hotelzimmers. Ihr Partner dagegen fühlte nichts Derartiges; er begann das Zimmer zu durchsuchen, konnte aber nichts finden, das die Empfindungen seiner Partnerin hätte erklären können. Sie sagte ihm sehr bestimmt, dass sie in diesem Zimmer unmöglich übernachten könne. Sie begaben sich kurz darauf nach unten zum Concierge, um ein anderes Zimmer zu verlangen. Auf dem Weg nach unten kam ihnen auf der Treppe ein Polizist in Uniform entgegen, der sie fragte, woher sie kommen. Sie erfuhren im Gespräch mit ihm, dass in der Nacht zuvor ein Mann im besagten Zimmer übernachtete, der kurz zuvor einen Menschen ermordet hatte.

Eine 55-jährige Hausfrau bekam während einer psychiatrischen Hospitalisation eine tägliche Infusionsbehandlung mit einem Antidepressivum. Die Wirksubstanz wird in einer Kochsalzlösung aus einer Flasche direkt durch einen Schlauch in die Vene geleitet, und die Infusion dauert ca. drei Stunden, während der die Patientin im Bett liegt und sich möglichst entspannen sollte. Sie träumte zuvor, das Antidepressivum werde ihr vorenthalten: Sie bekomme zwar die Infusion, aber ohne Wirksubstanz. Nach zwei Tagen passierte einer jungen Krankenschwester in Ausbildung genau dieses Missgeschick. Sie installierte bei der Patientin die Infusion mit der Kochsalzlösung, hatte aber vergessen, das Antidepressivum dazuzugeben. Interessanterweise merkte die Patientin nach kurzer Zeit, dass sie kein Medikament bekam: Sie empfand alles anders, als sie sich sonst etwa 20 Minuten nach Infusionsbeginn fühlte. Sie sagte es dem Stationspfleger, der sich sofort für den Fehler entschuldigte. Er rief auch mich an und sagte, dass es ihm sehr leid tue.

Ein ca. 30-jähriger, künstlerisch interessierter und begabter Mann, der an der Uni studierte, erzählte mir von seinem Elternhaus, das etwa 500 km entfernt war. Er war als Einzelkind in diesem kleinen Haus in einer ländlichen Gegend aufgewachsen, und seine Eltern waren einfache Leute. Der Vater war Handwerker, die Mutter besorgte zeitlebens den Haushalt. Der Patient träumte, dass er sein Elternhaus sah, wie es früher ausgesehen hatte, aber das Küchenfenster war vergittert. Alles andere entsprach dem, wie er das Haus in Erinnerung hatte, sowohl von früher als auch von seinem letzten Besuch, der schon einige Monate zurücklag. Als er wenige Wochen nach dem Traum seine Eltern besuchte, war das Küchenfenster so vergittert, wie er es im Traum gesehen hatte!

Der auf ungewöhnliche Weise verhinderte Suizid

Also doch! Jetzt hat mir mein langjähriger Freund einen Brief geschrieben, in dem er mir mitteilt, dass er nun endgültig mit mir Schluss mache, dass unsere Beziehung auf immer zu Ende sei. Ich habe es zwar befürchtet, aber immer gehofft, dass doch noch eine Möglichkeit besteht, dass wir uns irgendwie wieder finden werden. Schließlich liebe ich ihn noch immer. Ohne meinen Besten hat mein Leben einfach keinen Sinn mehr. Alles, was ich tue und was ich getan habe in der Vergangenheit, war immer auf ihn zentriert, stand in engem Zusammenhang mit seiner Person, er war mein Lebensinhalt schlechthin.

Solche Überlegungen gingen der 40-jährigen Monika, die als Prokuristin auf einer Bank arbeitete, durch den Kopf. Während bis zu diesem Zeitpunkt das Leben – zwar nicht problemlos – aber recht gut funktionierte und sie sich nicht zu beklagen hatte, änderte sich jetzt alles: Es wurde ihr von Tag zu Tag schwerer: Die Arbeit verrichtete sie nur noch mit großer Anstrengung, sie konnte sich kaum mehr auf ihre Aufgaben konzentrieren, und in ihrer Freizeit am Abend ging sie nicht mehr aus, interessierte sich für nichts mehr und kochte sich kaum mehr etwas – sie hatte ja auch gar keinen Appetit!

Was soll ich mich auf dieser Welt noch herumplagen? Was hat alles noch für einen Sinn? Besteht der Sinn des Lebens denn nur im stillen vor sich hin Leiden? Alles fällt immer schwerer, das Aufstehen am Morgen, die Arbeit, die blöden Fragen der Kolleginnen und Vorgesetzten, das Alleinsein am Abend, die Angst vor Albträumen in der Nacht, falls sie überhaupt einschlafen konnte. Allmählich reifte in ihr ein Gedanke heran: Langsam aber konsequent begann sie ihren Tod zu planen und vorzubereiten. Sie wählte einen besonders günstigen Zeitpunkt aus, an dem ihre Eltern in den Ferien sein würden und sie ihre Tochter nicht so schnell vermissten. Sie hatte zuvor schon begonnen, Schlafmittel und Psychopharmaka zu sammeln, von denen sie wusste, dass sie schon in mittleren Dosen eine tödliche Wirkung entfalten. Schließlich setzte sie einen Abschiedsbrief an ihre geliebten Eltern auf. Nach einigen Tagen schreibt sie ihn – mit einigen Verbesserungen – ins Reine.

Am Abend vor ihrem geplanten Tag X legte sie sich früh schlafen. Sie hatte ein Beruhigungsmittel eingenommen und schlief sogleich ein. Sie träumte von einer Röhre, in der sie sich befand. Diese wurde immer enger, und die Todgeweihte bekam panische Angst und glaubte ersticken zu müssen. Plötzlich erwachte sie und musste nach Luft ringen. Sie spürte panische Angst. Nun hatte sie endgültig genug. Unverzüglich wollte sie jetzt zur Tat schreiten, auch wenn es ihrem Plan zufolge „noch etwas zu früh“ war. Monika legte den Abschiedsbrief an ihre Eltern gut sichtbar auf ihren Esstisch und holte dann ihre Tabletten hervor. Ihr Entschluss stand jetzt unverrückbar fest. Ihr Plan sollte sogleich in die Tat umgesetzt werden.

In diese atemberaubende Stille vor dem Sturm schrillte das Telefon. Wer wohl zu so später Stunde noch anrief? Monika war sich im Unklaren, ob sie den Hörer abheben sollte. Sie war unschlüssig. Nach einer Weile nahm sie das Telefon dann doch ab: „Hallo?" Hanna, eine ihrer besten Freundinnen, war am Apparat: „Ich habe soeben geträumt, dass Du große Probleme hast, geht es Dir nicht gut?" Monika erschrak, versuchte aber, sich nichts anmerken zu lassen und sagte nur: „Mach Dir keine Sorgen, es geht mir gut!" Das Telefongespräch wurde schon nach wenigen Sätzen beendet. Sie atmete tief durch, sie fühlte plötzlich eine Veränderung, eine Last schien von ihr abzufallen. Später sagte sie, dass sie sich wie von einem „Zauberspruch" befreit fühlte. Sie begann, alles in einem anderen Licht zu sehen, sie sah quasi einen Lichtstreifen am Horizont, eine Art Morgenröte. Sie bereitete sich eine Mahlzeit zu und aß mit großem Appetit, zum ersten Mal seit Wochen. Sie legte sich schlafen und erwachte erst am späten Morgen wieder. Sie zerriss den Brief an ihre Eltern und zerstampfte alle ihre Medikamente und warf sie weg. Sie hatte wieder neuen Mut, Hoffnung geschöpft.

Als sie Wochen später Hanna traf, sagte sie zu ihr: „Ich danke Dir von Herzen, denn Du hast mir mit

Deinem Anruf buchstäblich das Leben gerettet!“ Die Freundin war über diese Bemerkung keineswegs erstaunt. Sie sagte nur: „Das weiß ich!“

Sex ist tabu!

Siegfried war außer sich vor Wut: Er hatte ein Aufgebot für den Militärdienst erhalten. Der 32-Jährige hatte sein Leben lang nichts von der Armee gehört. Zwar war er mit 19 Jahren bei der Einberufung in eine Art Hilfsdienst eingeteilt worden, doch in den letzten 13 Jahren herrschte Funkstille! Längst hatte er angenommen, dass seine militärische Laufbahn am gleichen Tag geendet hatte, als er sie begann: Am Tag seiner Einberufung. In seinem Zorn schrieb er einen geharnischten Brief an das Kreiskommando, der an Deutlichkeit nichts zu wünschen übrig ließ. Er war nicht nur sehr offen, sondern auch unflätig. Das Schreiben war garniert mit groben Anschuldigungen, mit Beleidigungen, mit Verbalinjurien. Zudem fiel auf, dass der Brief nicht wenige orthographische Fehler enthielt. Der zuständige Offizier brauchte nicht lange zu überlegen. Für ihn war der Fall klar: Dieser renitente Siegfried musste von einer Fachperson psychiatrisch begutachtet werden.

Der forensische Leiter der psychiatrischen Uniklinik beauftragte mich damit, ein Gutachten zu erstellen. Der unscheinbare Mann, der sich mit einem kleinen Geschäft – er strich Wände und tapezierte – mehr schlecht als recht finanziell über Wasser halten konnte, war alleinstehend und hatte keine Familie. Er imponierte überhaupt eher als Einzelgänger, als Außenseiter eben. Als Assistenzarzt jener Klinik hatte ich eine genaue Anamnese zu erheben und alle Unterlagen zu beschaffen, wie z. B. Auskünfte über frühere Hospitalisationen, über allfällige Vorstrafen oder Gefängnisaufenthalte. Oft wurden auch Angehörige in die Untersuchung einbezogen, was in diesem Falle aber nicht möglich war. Die Erhebung einer exakten Anamnese beinhaltet auch Auskünfte über das sexuelle Verhalten, über Vorlieben und Praktiken. Bei meiner Arbeit fielen mir zwei Dinge auf: Erstens war der zu Begutachtende sehr einfach strukturiert, d. h., seine Intelligenz war unterdurchschnittlich, und zweitens war er nicht bereit, irgendetwas über seine Sexualität preiszugeben. Siegfried sagte mir klar und deutlich, dass er darüber keine Auskunft geben wolle. Ich hatte dies selbstverständlich zu respektieren.

Nachdem alle Befunde vorlagen und ich das Gutachten im „Rohbau“ erstellt hatte, bestand meine nächste Aufgabe darin, den Exploranden dem Chef der forensischen Psychiatrie vorzustellen, nachdem ich diesen vororientiert hatte. Wir vereinbarten also einen Termin zu dritt. Siegfried wartete vor der Türe, mein Vorgesetzter und ich hatten ein kurzes Gespräch, in dem ich ihm mitteilte, dass der Explorand keine Auskunft geben wolle über sein Sexualleben. Danach wurde der Explorand hereingebeten, und Dr. X. führte nun das Gespräch mit ihm. Ich hatte nur noch die Rolle des Beisitzers inne. Nach kurzen einleitenden Fragen meines Chefs begann dieser, Fragen zur Sexualität zu stellen. Der Betreffende weigerte sich nach wie vor, auch nur eine diesbezügliche Frage zu beantworten. Die Angelegenheit spitzte sich zu, da Dr. X. nicht locker ließ. Er intensivierte seine präzisen Fragen, und der Explorand wurde immer wütender und nervöser. Statt einer Antwort äffte er die Fragen des Forensikers in gehässigem Ton nach: Zuletzt lief alles auf die Frage hinaus, was Siegfried tue, wenn er mit einer Frau Verkehr habe, und diese nicht schwanger werden sollte. Wieder echote er „nicht schwanger werden". „Was soll denn das?", fragte er in spitzer und gereizter Manier. Der Untersucher wiederholte die Frage mehrmals, und ich hegte einerseits die Befürchtung, dass Siegfried kurz davor war zu „explodieren", und andererseits schien mir das ganze Prozedere derart komisch, dass ich einen Lachkrampf nur mühsam unterdrücken konnte!

Es fehlte nicht viel, und der Explorand wäre meinem Vorgesetzten an die Gurgel gesprungen. Schließlich schrie der Patient ihn an: „Haben Sie eigentlich auch schon mal etwas gehört von der Antibabypille?!" Ich konnte mich nicht mehr beherrschen und musste loslachen. Diese Peinlichkeit konnte ich einfach nicht unterdrücken: Peinlich deswegen, weil sich der Patient ausgelacht fühlen konnte und weil sich auch mein Vorgesetzter nicht ganz in die Situationskomik einfühlen konnte.

Fazit: Der Explorand wurde als dienstuntauglich erklärt, da er seine Impulse zu wenig kontrollieren konnte und da er als „unterintelligent" eingestuft wurde!

Das Erdbeben

Ich bin eine noch junge Frau und bin in den Sommerferien bei meinen Eltern in der Türkei. Diese sind übers Wochenende weggefahren, und ausnahmsweise bin ich zwei Tage allein in der elterlichen Wohnung, die im dritten Stock eines Mehrfamilienhauses in einer ländlichen Gegend liegt. Es ist furchtbar schwül und unerträglich heiß, es ist kaum auszuhalten. Das Thermometer ist auch in dieser Nacht nicht unter 30 Grad Celsius gefallen, sodass an Schlaf nicht zu denken ist. Ich begebe mich um zwei Uhr morgens auf den kleinen Balkon, der in dieser Mondnacht die herrliche Sicht aufs offene Meer freigibt. Nach einer halben Stunde bringt ein sanftes Lüftchen etwas Erleichterung. Aber etwas ist komisch: Während es in anderen Sommernächten, wo ich auf dem Balkon stand, ruhig und still war, herrscht heute Unruhe und Lärm. Alle Hunde in der näheren und weiteren Umgebung – es sind nicht wenige – bellen und laufen, soweit sie zu sehen sind, auf der Straße hin und her. Auch die Kühe auf den Weiden machen sich laut bemerkbar. Ich lasse meine Blicke wieder übers Meer schweifen und sehe eine große Welle, die sich aufs Ufer zubewegt. Während ich wie gebannt aufs Wasser hinausschaue, spüre ich ein leichtes Vibrieren unter meinen Füßen, das immer stärker wird. Sogleich wird mir bewusst, dass Gefahr droht. Da ich schon zwei Jahre zuvor ein Erdbeben erlebt hatte, möchte ich nur noch fliehen und renne zum Treppenhaus: So schnell ich kann, springe ich die Stufen hinunter und – kann mich an nichts mehr erinnern.

Mein Erinnerungsvermögen setzt erst etwa zwölf Stunden später ein, als sich eine Ärztin in einem Notlazarett über mich beugt und herausfinden möchte, ob ich noch bewusstlos bin. Sie spricht mit mir und berichtet, dass das Wohnhaus meiner Eltern eingestürzt sei und man mich aus den Trümmern geborgen habe. Langsam kommen bruchstückartig meine Erinnerungen zurück: Der Tsunami und das Vibrieren unter mir. Im gleichen Moment bekomme ich panische Angst, und die Ärztin versucht, mich zu beruhigen, und macht mir eine Spritze.

Obschon ich mich in den nächsten Tagen von meinen körperlichen Verletzungen gut und schnell erhole, ist mein seelisches Befinden ein ganz anderes: Schon kleinste Probleme im Alltag können panischen Schrecken und Ängste auslösen, und kleinste Erschütterungen – etwa im Lift, der etwas unsanft anhält – lassen mein Trauma wieder aufleben: Ich sehe mich die bebende Treppe hinunterlaufen im elterlichen Haus, erlebe es als ganz nah, wie ein Film, der vor mir abläuft – und bekomme Panik. Diese Attacken erlebe ich immer wieder, manchmal mehrmals pro Woche, meist ausgelöst durch ein kleines, bedeutungsloses Ereignis, das aber den ganzen Schmerz, den „Film“, wieder in Gang setzt. Nach einem halben Jahr ist die Situation für mich unerträglich geworden und ich schlucke meine gesparten Beruhigungspillen alle miteinander, es sind sicher etwa zwei Dutzend gewesen. Wieder komme ich in einem Spital zu mir – dieses Mal ist es ein richtiges – und ich erhole mich rasch wieder. Aber die Ärzte legen großen Wert auf mein abgenötigtes Versprechen, einen Psychiater aufzusuchen. Ich bekomme mehrere Adressen von Psychotherapeutinnen und werde wohl bald einen aufsuchen müssen. Vielleicht kann mir doch einer helfen!

(Die posttraumatische Belastungsstörung, die hier vorliegt, kann heute gut behandelt werden, z. B. – unter anderem – mit einer Verhaltenstherapie).

Ein Missverständnis

Die ältere Frau saß mir in der Praxis gegenüber und war verzweifelt. Die Tränen liefen ihr still die Wangen hinunter. Ich kannte sie seit vielen Jahren. Sie wurde immer wieder von schlimmen Depressionen befallen, obschon ihr die Gespräche und hohe Dosen von stimmungsaufhellenden Medikamenten eine große Hilfe waren. Sie sprach im Allgemeinen gut auf sie an, hatte aber trotzdem immer wieder Rückfälle.

Heute aber war alles anders. Wir kamen in unserem Gespräch irgendwie nicht weiter. Während sie sonst nie so ruhig war und meine Fragen gut beantworten konnte, saß sie heute nur bewegungslos da und sagte nichts. Auch über mögliche Auslöser ihrer erneuten Niedergeschlagenheit, die sie sonst gut benennen konnte – ob zu recht oder unrecht, bleibe dahingestellt – sagte sie heute nichts, auch nicht auf entsprechende Fragen. Sie saß einfach nur da und weinte vor sich hin. Ich versuchte also, mit ihr ins Gespräch zu kommen, und fragte sie, was denn vorgefallen sei? Ob ihr etwas zugestoßen sei oder jemandem in ihrem näheren Umkreis? Sie schüttelte nur den Kopf. Ich fragte sie ganz direkt: „Können Sie sich vorstellen, dass ein bestimmter Grund vorliegt, warum Sie von einem Tag auf den andern wieder in ein ‚Loch gefallen' sind?" Nun sah ich ein leichtes Nicken mit dem Kopf. „Was ist das denn für ein Auslöser?" Die Frau sah zu Boden und sah mich nicht an, im Gegensatz zu früher, als sie mir während der Therapie immer ins Gesicht schaute. Sie sagte wieder nichts. „Womit meinen Sie, hat es zu tun?“ Nun sah die Patientin zum ersten Mal hoch und schaute mich fast vorwurfsvoll an. Ich fragte sie nun: „Hat es etwas mit mir zu tun?“ Sie nickte zustimmend und sagte leise „ja“. Ich dachte nur: Um Himmels Willen, was habe ich denn falsch gemacht? Ich konnte es nicht fassen. Ich wiederholte: „Mit mir, wirklich?“ „Ja“, sagte sie verschämt. „Was habe ich Ihnen denn getan?“ fragte ich sie ganz erstaunt. Nach langem Zögern erwiderte sie: „Weil ich nicht mehr zu Ihnen in die Praxis kommen darf“. Ich konnte sie nicht verstehen: „Wieso denn nicht? Ich habe nicht vor, meine Praxis zu schließen!“ Sie sagte nur: „Ich kann mir Sie nicht mehr leisten!“ Nun verstand ich noch weniger, denn die Frau lebte mit ihrem Ehemann zusammen, der zwar keine üppige, aber doch eine anständige Pension bezog. „Aber bis jetzt gab es doch meines Wissens keinerlei finanziellen Probleme?“ fragte ich sie. „Nein, aber jetzt stellen Sie Privatrechnungen, die von der Krankenkasse nicht bezahlt werden!“ „Und woher glauben Sie dies zu wissen, wer hat Ihnen denn das gesagt? Warum sollte ich plötzlich andere Rechnungen stellen als bisher?“ Die Patientin schaute mich nun ihrerseits fragend an. Nach langem Zögern äußerte sie endlich: „Ich habe in der Zeitung gelesen, dass Sie befördert worden sind und jetzt werden Sie wohl nur noch Privatpatienten behandeln!“ In Tat und Wahrheit hatte ich einen Preis gewonnen, von dem die Patientin zufällig vernommen hatte. Dies verleitete sie zur falschen Schlussfolgerung, dass ich sie nun – wie sie sagte – loswerden wolle, dass ich in Zukunft keine Patienten mehr behandeln würde, die über die Krankenkasse abrechnen wollen. Ich klärte sie auf und versicherte ihr, dass sie weiterhin meine Patientin bleiben könne, dass ich selbstverständlich an meinen Abrechnungen nichts ändern und dass ich keineswegs nur noch Privatpatienten behandeln werde! Von Stund an erging es meiner Patientin wesentlich besser, und ich bin fast versucht zu sagen, dass eine depressive Phase noch nie so schnell geheilt worden ist!

Der Aschenbecher

Jeden Freitagnachmittag erschien er pünktlich zum vereinbarten Termin. Er war jung, psychotisch und weigerte sich immer wieder, seine Medikamente regelmäßig einzunehmen. Das Setting war immer dasselbe. Er saß im Untersuchungszimmer der Klinik an einem kahlen Tisch, in dessen Mitte sich ein großer, schwerer Aschenbecher aus Glas befand. Ich saß ihm gegenüber. Die 45 Minuten, die mein Patient und ich miteinander verbrachten, liefen immer nach dem gleichen Muster ab. Wir schauten uns in die Augen und beobachteten uns gegenseitig. Er hatte die Angewohnheit, dass er, sobald er sich hingesetzt hatte, sofort nach dem Aschenbecher griff und mit ihm zu spielen begann. Er drehte ihn mit beiden Händen auf dem Tisch und manchmal hob er ihn und nahm ihn auch in beide Hände. Meist schwieg er lange am Anfang der Sitzung und schaute mich mit ablehnendem Blick oder mit flackernden, wilden Augen an. Manchmal fixierte er mich, während er mit dem Aschenbecher spielte.

Endlich begann er zu erzählen und zu berichten. Was er vor Kurzem getan und erlebt hatte. Da er sich von geheimen Mächten verfolgt fühlte, sei er ins Weltall geflüchtet, wo er tolle Reisen auf andere Planeten unternommen habe. Womit er denn reise, ob er vielleicht fliegen könne? „Ja, ich setze mich auf die Schwingungen und diese bringen mich dahin, wo ich will“. Wenn er nicht dauernd verfolgt würde, wäre er eigentlich glücklich, meinte er. So aber habe er immer wieder furchtbare Ängste durchzustehen. Warum er denn die Medikamente nicht nehme? Er hatte immer eine andere Begründung auf Lager: Einmal hatte er sie einfach vergessen einzunehmen in der vergangenen Woche, oder er klagte über Nebenwirkungen wie Gewichtszunahme, Zittern der Hände oder Impotenz, wenn er sie einmal nehme. Ob er denn eine Freundin habe? Er lächelte nur und meinte dann, dass ich ja keine Ahnung hätte von den wunderbaren jungen Frauen, denen er im Weltall begegne! Da wolle er seine Potenz auf keinen Fall verlieren. Aber so etwas würde ich ja sowieso nicht verstehen!

Manchmal aber erzählte mein Patient nicht von seinen abenteuerlichen Reisen, sondern auch von seinen Ängsten, von seinem Hass gegenüber den Menschen im Allgemeinen und gegenüber den Psychiatern im Besonderen. Dabei starrte er mich an und spielte weiter mit dem Aschenbecher, den er wieder in beide Hände nahm. Ich hatte tatsächlich manchmal Angst bei solchen Gelegenheiten, Angst davor, dass er mir einmal diesen Aschenbecher an den Kopf werfen könnte. Ich ließ mir aber nichts anmerken und hatte den Aschenbecher auch nie entfernt da ich sicher war, er würde danach fragen. Das wäre mir peinlich gewesen. Ich wollte ihm gegenüber meine Ängste und Schwächen nicht eingestehen.

Nach einem Jahr habe ich meine Stelle gewechselt und habe meinen Patienten aus den Augen verloren. Später erfuhr ich, dass er längere Zeit in einer anderen Klinik hospitalisiert war und dass er tatsächlich überzeugt werden konnte, seine Medikamente regelmäßig einzunehmen.

Viele Jahre später traf ich ihn zufällig auf der Straße. Er war ein ganz anderer Mensch geworden. Er erzählte mir, dass er einer Arbeit nachgehe, eine Familie habe und sich eigentlich gesund fühle, obschon er regelmäßig eine kleine Dosis eines Antipsychotikums einnehmen müsse. Ich war erstaunt und zugleich freute es mich, dass er es geschafft hatte, seine Krankheit in den Griff zu bekommen, auch wenn mein Beitrag dazu vielleicht nur ein ganz kleiner und bescheidener Mosaikstein war. Zum Schluss des Gesprächs, als wir uns schon verabschieden wollten, sagte der „Ehemalige" zu mir mit einem freundlichen, aber doch etwas ironischen Lächeln: „Erinnern Sie sich noch, wie Sie bei unseren Gesprächen in der Klinik Angst hatten, ich könnte Ihnen den schweren Aschenbecher an den Kopf werfen?!"

Bedenkzeit

Mit gewissen Bedenken wurde die Endvierzigerin an die chronische Dialyse („Blutwäsche") genommen. Die niereninsuffiziente Frau stand vor der Wahl, in Kürze zu sterben oder sich dreimal pro Woche dialysieren zu lassen. Gewisse medizinische Einwände erfolgten aufgrund der Vergangenheit der Patientin. Sie musste während vieler Jahre gegen einen zu großen und regelmäßigen Alkoholkonsum ankämpfen. Mehrere Klinikaufenthalte und mühselige Therapien, die nur einen bescheidenen oder kurzfristigen Erfolg hatten, säumten ihren Lebensweg. Die Patientin entstammte einer Alkoholikerfamilie und hatte selbst schon mehrere Suizidversuche hinter sich.

Damit sie auch regelmäßig und pünktlich zur Dialyse erschien, wurde mit dem Ehemann vereinbart, dass er seine Frau jeweils mit seinem Wagen herfahren und sie auf die Abteilung begleiten sollte. Die Abmachung klappte hervorragend: Pünktlich und regelmäßig erschien der Chemiker im Spital und lieferte seine Frau ab. Das Wort „abliefern" wirkt bei einem Menschen despektierlich, aber leider ist das Wort durchaus zutreffend. Offensichtlich war das Prozedere für den Mann nur eine auszuübende Pflicht: Sobald sich seine Frau auf der Abteilung befand, machte er sogleich auf dem Absatz kehrt und verließ das Spital schnellstmöglich. Man hatte fast den Eindruck, dass er froh war, sich einer „Last“ entledigt zu haben! Offensichtlich war es für ihn ein „Dienst nach Vorschrift“.

So ging das mehrere Jahre lang. Dann aber trat eine Veränderung auf: Eines Tages – der Ehemann hatte sich bereits wieder aus dem Staub gemacht – verkündete die Patientin dem Pflegepersonal, sie wolle sich nicht mehr dialysieren lassen, sie wolle lieber sterben. Das Personal alarmierte daraufhin den zuständigen Psychiater – mich. Ich kannte die Frau zwar von früher, hatte aber ihre Entwicklung in den letzten Monaten nicht mitbekommen. Sie trat mir gegenüber genauso entschieden wie dem Pflegepersonal gegenüber auf und erklärte, sie werde sich keinesfalls mehr dialysieren lassen, da das Leben keinen Sinn mehr habe. Im Gespräch wurde deutlich, dass sie depressive Symptome aufwies. Ich versuchte daher, mit ihr eine Abmachung auszuhandeln, die mir sinnvoll erschien und bei der keine Partei das Gesicht zu verlieren hatte. Ich erklärte ihr, dass sie an einer Depression leide, die aber gut behandelt werden könne. Mein Vorschlag: Sie sollte in der Klinik bleiben und intensiv mit Infusionen behandelt werden, die stimmungsaufhellende Mittel enthielten (Antidepressiva). In dieser Zeit müsse sie sich aber dialysieren lassen. Nach zehn Tagen Therapie dürfe sie endgültig entscheiden: Falls sie dann noch immer sterben wolle, würden die Dialysen eingestellt und man lasse sie sterben. Die Patientin konnte sich damit einverstanden erklären. Natürlich bin ich ein beträchtliches Wagnis eingegangen!

Nach wenigen Tagen sagte sie spontan, sie fühle sich viel besser und sie sehe ihr Leben in einem ganz anderen Licht. Sie wolle sich auch wieder regelmäßig dialysieren lassen! Das war ein schneller Erfolg, über den ich mich besonders freute.

Der Weltuntergang

Die junge Künstlerin, die zu mir in Psychotherapie kam, litt an einer Depression. In den Sitzungen saß sie mir gegenüber und die Gespräche verliefen recht gut. Auch das Vertrauensverhältnis, der affektive Rapport, ließ nichts zu wünschen übrig. Alles schien einen befriedigenden und positiven Verlauf zu nehmen.

Eines Tages aber war alles anders. Nachdem ich sie wegen Ferienabwesenheit einige Wochen nicht mehr gesehen hatte, kam sie in einem völlig veränderten Zustand zu mir. Sie saß da und war ganz verzweifelt. Sie starrte vor sich hin. Als ich das Gespräch in Gang zu bringen versuchte, schaute sie mich aus großen Augen und geweiteten Pupillen an. Schon ihr Gesichtsausdruck brachte zum Ausdruck, dass sie voller Angst war. Es entspann sich der folgende Dialog:

„Ist es nicht furchtbar, was in den kommenden Tagen passieren wird?“ fragte sie mich.

„Wieso, was wird denn passieren?“

„Der Weltuntergang steht unmittelbar bevor, aber das Schlimmste ist, dass ich allein daran schuld bin!“

„Wie kommen Sie zu dieser Schlussfolgerung?“

„Meine Sünden gegenüber Gott bewirken, dass er nicht nur mich, sondern die ganze Welt straft!“

Ich fragte sie nach ihrer religiösen Erziehung und Einstellung. Sie gab sich als gläubige Katholikin zu erkennen.

„Waren Sie schon bei Ihrem Beichtvater?" fragte ich sie. Sie schüttelte nur den Kopf und weinte:

„Meine Verfehlungen sind so groß und unverzeihlich, dass sie von niemandem, nicht einmal von Gott selbst, vergeben werden können".

„Was haben Sie denn für Sünden begangen?" fragte ich sie. Sie zählte einiges auf, das sehr banal klang, dass sie nicht immer nett zu ihren Eltern gewesen sei, dass sie in der Pubertät im Selbstbedienungsgeschäft einmal ein paar Kaugummis habe mitgehen lassen. Sie zählte auch noch weitere „Verfehlungen" auf, die viele Jahre zurücklagen.

Ich befand mich insofern in einem Dilemma, als ich wusste, dass bei einem so ausgeprägten religiösen Wahn jede Argumentation und Überzeugungsarbeit sinnlos ist, konnte und wollte aber die junge Frau, die furchtbare Qualen litt und für die der selbst verschuldete unmittelbar bevorstehende Weltuntergang Realität war, nicht einfach sich selbst überlassen und quasi sagen: „Na, dann!" Also fuhr ich mit den Argumenten fort und versuchte wider besseres Wissen die Patientin zu überzeugen.

„Die christliche Religion lehrt, dass Gott alle Sünden vergeben wird, wenn sie bereut werden".

„Ja, ich bereue alle meine Sünden aufrichtig", beantwortete sie meine Aussage, die gar nicht als Frage gedacht war!

„Wieso glauben Sie, dass sie ausgerechnet Ihnen nicht vergeben werden?"

Sie konnte diese Frage nicht beantworten, sondern schaute mich mit großen Augen an. Nach einer längeren Pause versuchte ich in der noch verbleibenden Zeit, sie zu ermutigen, diese Zusage aus der Heiligen Schrift als gläubige Katholikin ernst zu nehmen und auch für sich zu beanspruchen. Ich habe auch das dunkle Gottesbild der Patientin zu korrigieren versucht, dass Gott nicht grausam sei, dass er niemals wegen einer Frau, die reuig und einsichtig sei, die ganze Welt büßen lasse und sie zerstöre. Je mehr ich argumentierte, desto eher schien sie mir Glauben zu schenken. Sie schaute mich sehr verständnisvoll an und nickte manchmal bei meinen Ausführungen und theologischen Exkursen! Am Schluss der Sitzung sagte sie, ihren Blick wie gebannt auf mich fixiert: „Schade nur, dass *Sie* nicht Gott sind!"

Nach einem anschließenden Klinikaufenthalt, der erfolgreich war, fand die junge Frau wieder zurück ins Leben.

Die pünktliche Patientin

Während längerer Zeit kam eine junge Frau zu mir in Psychotherapie, einerseits wegen depressiver Verstimmungen, andererseits wegen Problemen in der Partnerschaft. Auffällig war, dass sie die vereinbarten Termine jeweils sehr pünktlich eingehalten hatte. Man konnte sozusagen die Uhr nach ihr stellen. Auch hatte sie nie einen Termin abgesagt oder verschoben, ein Sachverhalt, der in meinem Beruf wohltuend auffällig blieb. Ich war daher umso erstaunter, als sie eines Tages nicht in meiner Praxis erschien, ohne sich abgemeldet zu haben. Ich rief sie zu Hause an, aber ich hatte weder sie noch ihren Mann erreichen können. Ich war zwar etwas beunruhigt, konnte aber nichts unternehmen und wartete einmal ab. Nach zwei Tagen erhielt ich einen Anruf vom Ehemann, er und seine Frau seien in einen Verkehrsunfall verwickelt worden. Er habe am Steuer gesessen und seine Frau neben ihm. Er sei zwar nur leicht verletzt worden, seine Frau aber liege mit schweren Verletzungen im Spital. Wenige Tage später rief er mich erneut an und berichtete, dass seine Frau operiert worden sei, dass es ihr psychisch schlecht gehe und dass sie mich sehen möchte. Ob ich sie im Spital besuchen könne?

Natürlich ließ ich sie nicht im Stich und besuchte sie auf der chirurgischen Intensivstation. Die verständlicherweise depressive Frau hatte zwar die erste

Operation gut überstanden, aber sie wusste, dass noch weitere folgen würden. Abgesehen von einer komplizierten Beckenfraktur war ihr linkes Bein so schwer verletzt worden, dass die Ärzte ihr nicht garantieren konnten, es erhalten zu können. Vielleicht müsse man später eine Amputation vornehmen! Ich habe diese Frau mehrmals im Spital besucht, später auf einer normalen chirurgischen Abteilung, auf die sie verlegt worden war.

Noch immer aber ließ ihre Stimmung zu wünschen übrig, und noch immer hing das Damoklesschwert über ihr: Würde sie ihr Bein behalten können, oder musste es doch noch amputiert werden? Die verschiedensten Spezialisten wurden zu Rate gezogen. Sie hatten alle ihre Beurteilung über das Bein abzugeben und führten natürlich auch Gespräche mit ihr. Sie ließ keinen Zweifel daran, dass sie ihr Bein unter allen Umständen behalten wolle, auch wenn es durch mehrere Operationen schwer in Mitleidenschaft gezogen würde. Wegen verschiedener Muskelnekrosen mussten größere Teile der Beinmuskeln wegoperiert werden. Die Ärzte versuchten also alles, um das Bein erhalten zu können, was ihnen schließlich auch gelingen sollte.

Allerdings musste die Patientin dafür einen hohen Preis bezahlen: Erstens wurde die Funktion stark eingeschränkt, sodass sie nie mehr ohne Gehhilfe normal laufen konnte (auch in weiterer Zukunft nicht), und zweitens begann sie zunehmend darunter zu leiden, dass ihr Bein nie mehr so „schön", so ästhetisch sein würde wie vor dem Unfall. Ich habe auch nach ihrer letzten Operation noch einige Gespräche mit der Patientin geführt, aber dann wollte sie die Therapie beenden. Dies geschah nicht zuletzt deshalb, weil sich ihre Lebenssituation stark verändert hatte, sie sich neu orientieren wollte, weil sie auch viel Zeit investieren musste in physiotherapeutische Sitzungen, Ergotherapie und weil sie auch Zeit brauchte, mit der Gehbehinderung umzugehen, und zwar ohne Psychiater. Bei einer letzten Besprechung äußerte sie etwas, das ich nie vergessen werde, weil es ihre subjektive Problematik treffend auf den Punkt brachte: „Wissen Sie, Herr Doktor", sagte sie mit einem Lächeln, „Ich bin schlimmer als jeder Mann, ich schaue jeder Frau auf die Beine!"

Ich hatte sie jahrelang nicht mehr gesehen und sie ganz aus den Augen verloren. Nach vielen Jahren kam sie mir plötzlich wieder frühmorgens in den Sinn. Ich sah sie mit ihrer Behinderung vor meinem geistigen Auge, und als ich eine Stunde später in meinem Wagen zur Praxis fuhr, sah ich sie erstmals in der Stadt: Sie ging an einem Stock langsam an mir vorbei, ohne mich zu bemerken.

Nur Zufall? Vielleicht.

Der Nachfolger

Ein junger, intelligenter Patient mit einer akuten Psychose wurde vor Jahrzehnten in eine psychiatrische Universitätsklinik eingewiesen. Er wurde entsprechend behandelt, aber es gelang nicht, ihn wieder gesund zu machen, d. h., er kam nie mehr auf sein früheres Niveau seiner psychischen Gesundheit zurück. Was immer unternommen wurde, psychotherapeutisch, pharmakologisch, soziotherapeutisch – alles brachte zwar immer eine gewisse Verbesserung seines Befindens, das aber nie sehr lange anhielt. Die Jahre gingen vorüber, und schließlich mussten sich die Ärzte eingestehen, den Mann, der inzwischen ein mittleres Alter erreicht hatte, mit dem Etikett einer „chronischen paranoiden Schizophrenie" zu versehen. Dies bedeutete praktisch, dass der Patient aller Voraussicht nach nie mehr in einen Arbeitsprozess integriert werden kann und dass er auch fortan mit seinen Problemen leben muss, wie z. B. Verfolgungsängsten, Konzentrationsstörungen und zeitweise sogar Stimmenhören. Er musste – vielleicht war dies das Schlimmste – sich damit abfinden, dass er als Ausgeschlossener gelten würde, einer, der nicht „dazugehört", da er auch in seine Umgebung nicht integriert werden konnte.

Trotzdem bedeutete es keineswegs, dass er ein auf ewige Zeiten hospitalisierter Patient war. Er war schon seit einigen Jahren „Tagespatient", d. h., er hielt sich tagsüber in der Klinik auf, besuchte hier verschiedene Arten von Therapien, z. B. Musiktherapie und handwerkliche Therapien, wie etwa Modellieren. Alle Angebote fanden unter Aufsicht von geschultem Personal statt. Auch wenn dies alles traurig klingen mag, so muss doch in Rechnung gestellt werden, dass er kein trostloses Leben führte, da er sich gerne an den gebotenen Aktivitäten beteiligte und er sich subjektiv nicht schlecht fühlte. Die Nächte verbrachte er in einer ebenfalls therapeutisch geführten Wohngemeinschaft außerhalb der Klinik.

Nach all den Jahren hatte er große „Klinikerfahrung", d. h., er kannte das Personal bestens, er kannte die Gepflogenheiten und Eigenheiten seiner Umgebung, kurz, er hatte alle in einer solchen Institution geltenden „Spielregeln" intus. Auch hat er sich freundlicherweise jedes Jahr bereit erklärt, bei den Staatsexamensprüfungen mitzumachen, d. h., er stellte sich für die Studenten zur Verfügung, die ihn im Hinblick auf die mündliche Prüfung im Fach Psychiatrie zuvor befragen und die richtige Diagnose stellen bzw. die gestellte Diagnose begründen mussten. Unser Patient kannte sich also auch im Umgang mit Staatsexamenkandidaten aus und wusste, wie der Hase läuft.

Eines Tages kam ihm zu Ohren, dass der Chefarzt seiner Universitätsklinik altershalber zurücktreten werde und dass seine Stelle zur Bewerbung ausgeschrieben wurde. Unser Patient ersuchte die Sekretärin des Chefs um einen Termin beim obersten Boss (etwas, das er nur sehr selten getan hatte). Dieser wurde ihm gewährt, und als er dem altehrwürdigen, erfahrenen Chefarzt gegenüber saß, sagte er ohne Umschweife: „Da ich diese Klinik und die Krankheiten so gut kenne wie kein zweiter hier, möchte ich Ihr Nachfolger werden als Chef dieser Klinik!" Dieser schaute still vor sich hin, dann schaute er dem ihm bestens bekannten Patienten in die Augen und schwieg eine Zeit lang. Offensichtlich hatte es ihm die Sprache verschlagen: Er war auf manches gefasst, aber nicht auf das! Schließlich sagte er zum Patienten: „Ja, Sie können sich bewerben, aber Sie müssen es schriftlich tun!" Der Patient nickte und verließ das Büro wortlos. Eine schriftliche Bewerbung ist nie erfolgt!

Die Chefvisite

Unter einer Chefvisite stellt man sich oft klischeehaft einen braungebrannten autoritären Chirurgen vor, der auf seiner Abteilung seine Patienten besucht, hinter sich einen Schwanz von Angestellten herziehend, streng hierarchisch gereiht: Oberschwester, die Oberärzte, Assistentinnen und Assistenten und zuletzt die Unterassistenten. Zumeist wird heute auf solche groß angelegten Visiten verzichtet, zumindest in psychiatrischen Kliniken geht heute alles weniger formell und weniger offiziell vonstatten.

In der psychiatrischen Universitätsklinik, wo ich Assistenzarzt war, habe ich aber noch solche Visiten erlebt: Man wartete auf der Allgemein-Abteilung, quasi in den Startlöchern, auf den Chef, der einmal pro Woche um 8.30 Uhr mit der Oberschwester ankam und sogleich – ohne stehen zu bleiben, den Wachsaal betrat – und wir hinter ihm her. Er wurde oft flankiert von zwei Studenten, die unmittelbar vor dem Staatsexamen waren. Diesen stellte er zuweilen Fragen, deren Antworten nicht aus dem Lehrbuch gelernt werden konnten. So etwa fragte er nach den Voraussetzungen, auf Grundlage derer in der zweiten Hälfte des letzten Jahrhunderts die ambulante Psychiatrie in großem Stil ausgebaut werden konnte. (Ja, unter anderem im Wesentlichen wegen der Entwicklung der modernen Psychopharmaka). Oder er fragte, warum in einer psychiatrischen Klinik Physiotherapeutinnen angestellt sind. Eine Studentin antwortete darauf: „Wegen der Knochenfrakturen"! Diese Antwort gefiel ihm aber gar nicht!

Eine alte Patientin klagte bei der Visite über stechende Schmerzen, die sie praktisch überall verspüre. Mein Chef wandte sich an die beiden Staatsexamenkandidaten und erklärte ihnen, dass diese Frau ausgeprägte hypochondrische Tendenzen habe. Die Patientin hörte aufmerksam zu und fragte: „Herr Professor, was ist das, ein Hypochonder?" Dieser antwortete schlagfertig: „Jemand, der sich selbst sehr genau beobachtet."

Es gab aber auch Patienten, die dem Chef die gute Laune zu verderben drohten. Eine ältere Frau, die wegen einer Depression hospitalisiert war, sprach bei jeder Visite von ihren Zehennägeln. Auch dieses Mal gab sie auf Fragen zu ihrer Stimmung keine Antwort, sondern sagte: „Ich habe einen eingewachsenen Zehennagel, der mir zu schaffen macht!" Der Professor begab sich sogleich etwas gereizt zum nächsten Bett und sagte im Vorbeigehen zur Oberschwester: „Kümmern Sie sich bitte endlich um diesen leidigen Nagel!". Die von ihrem Zehennagel gepeinigte Frau sagte darauf verständnislos vor sich hin: „So viele Ärzte, und keiner kann mir helfen!"

Im Einzelzimmer befand sich ein Epileptiker. Das Wesen von Epileptikern ist oft klebrig-viskös, d. h., sie bleiben lange an einem Thema haften, brauchen eine lange „Anlaufzeit", sie sind meist wenig flexibel und oft verlangsamt. Als unser Patient den Chefarzt eintreten sah, erhob er sich umständlich vom Stuhl. Der Chef streckte ihm die Hand entgegen und grüßte ihn freundlich. Da der Patient vorerst nicht imstande war etwas zu sagen, bemerkte der Professor zu seinem „Anhang": „Es geht ihm ja schon viel besser" und verließ alsbald das Zimmer! (Ohne dass der Patient auch nur ein Wort gesagt hatte!).

Ein jüngerer Mann, der auf meine Abteilung gekommen war, erzählte mir, er habe kurz vor seiner Erkrankung ein kleines Geschäft gegründet mit zwei Angestellten. Auf der Chefvisite wurde er gefragt, was er beruflich tue. Der Mann baute sich vor dem Klinikdirektor auf, stellte sich in Pose (mit hohlem Kreuz) und sagte, betont langsam: „Ich bin Verwaltungsratspräsident"!

Der Chefarzt eilte nun durch den langen Korridor, den hierarchischen Schwanz medizinischen Personals hinter sich herziehend und betrat die Station, wo die dementen Frauen untergebracht waren. Er hielt wahllos an einem der vielen Betten an und sagte zu seinen beiden Studenten: „Diese Patientinnen hier wissen nicht einmal, wo sie sind, sie haben keine Ahnung". Um seine Behauptung zu beweisen, wandte er sich an die nächstbeste Patientin, eine Frau mit schlohweißem Haar, die in ihrem Bett friedlich dalag, mit offenen, aufmerksamen Augen: „Wissen Sie, wo Sie sind?!" Sie antwortete blitzschnell: „Ja, im Irrenhaus!!". Unnötig zu bemerken, dass einen Moment lang betretene Stille herrschte und sich manch einer ein Lächeln verkneifen musste!

Die Gefahr ist groß, sich über die alte ehrwürdige Chefvisite lustig zu machen. Was soll dieser alte Zopf, der ja doch nur eine Farce ist? Ein gewisser Sinn ist aber schon auszumachen Erstens wollte sich mein Chef selbst ein – wenn auch kurzes – Bild machen, wie es seinen Patienten auf der allgemeinen Abteilung geht. Zweitens hatten es trotz allem viele Patienten sehr geschätzt, dass der viel beschäftigte Herr Professor persönlich vorbeischaute, auch wenn der Zeitaufwand pro Patient oft nur minimal war. Natürlich hatte es auch Missverständnisse gegeben. Mein Chef achtete sehr genau auf den Ausdruck der Augen, besonders bei Depressiven: „Sie sind noch immer depressiv, man sieht es an Ihren Augen" war kein seltener Ausspruch. Als die Patienten nach der Chefvisite einmal zusammen diskutierten, sagte einer zu seinen Mitpatienten: „Ich habe es ja immer gewusst, unser Chefarzt ist ein Augendiagnostiker!"

Die Gefahr

Als Assistenzarzt in einer großen psychiatrischen Klinik ist man einerseits nie ganz allein, man hat Pfleger und Krankenschwestern zur Verfügung, die man rufen kann und die einem behilflich sein können, andererseits ist man oft allein mit einem Menschen, mit einer Situation, die nicht immer unproblematisch oder gar ungefährlich sein kann.

An einem Sonntagabend im Winter – ich hatte als einziger Arzt in der Klinik Nachtdienst, und der diensthabende Oberarzt war nur per Telefon zu Hause erreichbar – wurde mir ein Patient angemeldet, der in die Klinik wollte, ohne dass ihn ein Arzt eingewiesen hatte. Wenig später meldete sich ein Mann mittleren Alters an der Pforte beim Empfang, weil er aufgenommen werden wollte. In der Eingangshalle saß er ruhig da und wartete auf den Arzt – auf mich. Seinen dicken Wintermantel hatte er noch nicht ausgezogen. Ich setzte mich ihm gegenüber und fragte ihn, warum er in die Klinik wolle? „Ich bin eigentlich gesund, aber ich werde verfolgt und suche hier Schutz“. Von wem er denn verfolgt werde? „Von allen Automobilisten, der ganze Autoverkehr da draußen, alle die herumfahren, sind nur meinetwegen unterwegs, um mich zu töten“. Meine nächste Frage lautete: „Wie haben Sie sich geschützt vor all diesen Verfolgern?“ „Natürlich mit einer Schusswaffe!“ Wo er die denn habe? „Ich trage sie hier unter meinem Mantel!“ Leicht beunruhigt erklärte ich ihm, dass er sich hier ganz sicher fühlen könne und dass er jetzt die Waffe vor sich hin auf den Tisch legen dürfe. Ohne zu zögern, öffnete er seinen Mantel, zog seine Pistole hervor und deponierte sie vor meinen Augen. Ich nahm die Waffe an mich und sprach weiter mit ihm, über seine Ängste, sein Leben und manches andere. Er gab ruhig und geordnet Auskunft und erschien relativ unauffällig – abgesehen von seinem Wahn. Der Mann wurde sofort aufgenommen, er kam auf eine geschlossene Abteilung, und sein Befinden besserte sich im Laufe der Wochen mihilfe der Antipsychotika und mittels Gesprächen, die mit ihm geführt wurden. Der Patient zeigte einen akuten Verfolgungswahn im Rahmen einer paranoiden Schizophrenie. Nicht immer läuft alles so reibungslos am Schnürchen wie bei diesem Mann.

Im Nachtdienst

Jeder Assistent an einer psychiatrischen Universitätsklinik hatte nicht nur regelmäßig Nachtdienst zu leisten, sondern er musste auch am darauffolgenden Tag den normalen Tagesdienst versehen. In der Nacht konnte man zwar spätabends schlafen gehen im Nachtarztzimmer, sofern man auf keiner Abteilung mehr gebraucht wurde.

In jener besagten Nacht legte ich mich gegen Mitternacht todmüde ins Bett und schlief bald darauf ein. Allerdings war es ein unruhiger Schlaf, man war stets auf dem „qui vive“ und das Unterbewusstsein schien damit zu rechnen, dass jeden Augenblick das Telefon schrillen konnte und man sich sofort auf eine Abteilung zu begeben hatte. So geschah es auch. Gegen zwei Uhr morgens wurde ich auf die Aufnahmestation der Männer gerufen. Kaum war ich dort angekommen, brachten zwei kräftige Polizisten einen jungen, zierlichen, eher kleinen Mann, der sich heftig wehrte und nicht in die Klinik wollte. Zwei Pfleger nahmen ihn in Empfang. Der Patient war offensichtlich zwangseingewiesen worden. Nur der zuständige „Amtsarzt“ war berechtigt, gegen den Willen einer Person eine Zwangseinweisung vorzunehmen.

Die beiden Polizisten waren sichtlich froh, den sich wehrenden, gestikulierenden Mann „abliefern“ zu können. Sie kehrten auf dem Absatz um und wollten sich entfernen. Ich bat sie aber, noch zu bleiben, da sie vielleicht noch gebraucht würden. Erst jetzt bemerkte ich, dass sich hinter den Polizisten eine Frau verbarg, offensichtlich die Ehefrau des Patienten. Dem Arztzeugnis und den Angaben der Partnerin war zu entnehmen, dass der Patient an einer akuten Psychose litt. Er hatte panische Angst, vergiftet zu werden, und hatte daher schon einige Tage nichts mehr gegessen. Seit 48 Stunden hatte er auch keine Flüssigkeit mehr zu sich genommen, sodass ihm die Zunge am Gaumen zu kleben schien.

Ich versuchte, mit ihm ins Gespräch zu kommen, das in Gegenwart aller Beteiligten stattfand. Ich versuchte, ihn dazu zu bewegen, dass er einen Schluck Wasser trinken sollte. Er weigerte sich aber strikt. Seine Ehefrau hielt ihm ein Glas Wasser hin und trank zuerst selbst daraus, um ihm zu zeigen, dass er kein Gift zu befürchten habe. Ihr Mann ging unruhig hin und her, war voller Ängste und sehr erregt. Es wurden nun alle Register gezogen und alle „Tricks“ versucht, um den jungen Mann dazu zu bringen, etwas Flüssigkeit einzunehmen und auch ein Medikament zu schlucken. Doch alles erwies sich als vergebliche „Liebesmühe“.

Nach längeren, sich hinziehenden Bemühungen sah ich schließlich keinen anderen Ausweg, als ihm ein Medikament spritzen zu lassen, damit seine quälenden Ängste bald ein Ende nähmen. Ich verordnete deshalb, dass ihm sogleich ein Antipsychotikum intramuskulär verabreicht werden sollte. Dies war allerdings leichter gesagt als getan. Die ganzen Gespräche spielten sich im Gang der Aufnahmestation ab, der in unmittelbarer Nähe eines Wachsaals war, in dem viele Patienten untergebracht waren und schliefen. Natürlich waren inzwischen viele erwacht und wurden auf den „Neuzugang“ aufmerksam. Der „Neue“ musste also zuerst in ein Nebenzimmer gebracht werden, das aber nur via Wachsaal erreichbar war. Es musste – was mir zuwider war – rohe Gewalt angewendet werden. Die beiden Pfleger versuchten daher, den sich heftig wehrenden Mann bzw. das schwächlich wirkende „Männchen“ durch den Wachsaal zu schleppen oder zu tragen. Dieser aber entwickelte enorme Kräfte, die nur jemand mit einer Psychose an den Tag legen kann. Da die beiden Pfleger kräftemäßig überfordert waren, bat ich die beiden immer noch anwesenden Polizisten, den Pflegern behilflich zu sein. Diese machten sich sofort ans Werk, obschon sie nicht besonders begeistert zu sein schienen. Zu Viert schleppten bzw. trugen sie den jungen Mann, der übermenschliche Kräfte zu mobilisieren schien, durch den Wachsaal. An jeder Extremität des Patienten war je ein Mann beschäftigt. Alle aber hatten offensichtlich große Mühe, des Patienten Herr zu werden. Dem psychotischen Mann gelang es sogar, einen Pfleger abzuschütteln, indem er diesem mit seinem Bein einen solchen Stoß versetzte, dass dieser auf dem blank polierten Boden durch den ganzen Wachsaal schlitterte. Er wurde dabei aber nicht verletzt, und schließlich konnte dem Patienten die Spritze gegeben werden.

Obschon ich mich nicht körperlich betätigen musste, begann ich meine Müdigkeit zu spüren, die sich aber sehr unangenehm äußerte: Als der Pfleger durch den Wachsaal flog, bekam ich einen derartigen Lachanfall, der hier unangebracht war. Ich zog mich sofort in einen leeren Raum zurück: Alles erschien mir furchtbar komisch. Es dauerte eine Weile, bis ich mich der Ehefrau zuwenden und sie beruhigen konnte, dass so akut auftretende Psychosen gut und relativ schnell behandelt werden können. Der Patient erholte sich in der Folge von seiner Krankheit, sodass er nach einigen Wochen wieder nach Hause entlassen werden konnte, auch wenn er noch weiterhin Medikamente einnehmen und sich ambulant in psychiatrische Behandlung begeben musste.

Die „Allgemeine“

Diesen Ausdruck verstehen nur Insider: Die „Allgemeine“ ist eine früher übliche Veranstaltung in einer psychiatrischen Klinik oder Poliklinik gewesen, die regelmäßig stattgefunden hat. Vor versammelten Häuptern, vor der ganzen Hierarchie, vom Chefarzt bis zum Unterassistenten, im Beisein von Pflegepersonal und Sozialarbeitern, wird die Geschichte eines Patienten vorgestellt, mit dem man nicht weiterkommt, mit dem man diagnostische, therapeutische oder andere Probleme hat. Wenn alle wesentlichen Punkte, Vorgeschichte und jetziges Leiden, vom Assistenzarzt zusammengetragen worden sind, wird der Patient im erlauchten Gremium vorgestellt. Dies geschieht zunächst ohne Anwesenheit des Patienten, später dann ist es möglich, dass sich alle Fachpersonen von ihm ein Bild machen, und er erscheint dann vor allen Angestellten. Man erhofft sich von den Anwesenden neue Impulse, Anregungen, wie es weiter gehen soll mit dem Betreffenden. Bei der anschließenden Diskussion kommt dem Chefarzt eine wesentliche Rolle zu. Sein Wort gilt in der Regel am meisten, und gelegentlich kommt ihm sogar die Rolle eines „deus ex machina“ zu, d. h., er liefert den Schlüssel zur Lösung der gesamten Problematik und kann den gordischen Knoten durchtrennen. Letzteres ist natürlich nicht sehr häufig, aber immerhin erhofft und erwartet man vom obersten Chef einige Hinweise und Impulse, die einen mit dem anvertrauten Patienten einige Schritte weiterbringen.

In gewissen Kliniken war es manchmal üblich, dass besonders interessierte Ärzte – Hausärzte und Spezialisten, die nicht zur Psychiatrie gehörten und z. B. in der Umgebung der Institution praktizierten – Zugang zur „Allgemeinen" hatten und dafür sogar eingeladen wurden. Ihre Diskussionsbeiträge waren oft hilfreich, besonders, wenn sich zum psychischen Leiden körperliche Krankheiten hinzugesellten und diese in der Diskussion mitberücksichtigt werden konnten. Leib und Seele sind ja nicht zwei voneinander unabhängig funktionierende Instanzen, sondern gehören untrennbar zusammen und bilden eine Einheit. Das menschliche Erleben ist eben ein „erleiben", wie es der Volksmund ausdrückt: „Ein Mensch, wie er leibt und lebt"!

In der Institution, wo ich gearbeitet hatte, fand einmal pro Woche eine solche „Allgemeine" statt. Diese Vorstellungen waren spannend und lehrreich, schon weil man mit allen Facetten der Psychiatrie und mit anderen medizinischen Aspekten konfrontiert wurde. Fast immer wurden schwer gestörte Kranke vorgestellt, die einer langwierigen und oft jahrelangen Therapie bedurften.

Aber: Keine Regel ohne Ausnahme! Eines Tages wurde eine Frau mittleren Alters vorgestellt, die zwar krank war, aber es konnte keineswegs von einer schweren Störung ausgegangen werden. Das Klima, in dem die anschließende Diskussion erfolgte, war anders als sonst. Es schien, dass alle die Problematik viel weniger ernst nahmen als üblicherweise, es war alles leichter und ungezwungener. Andererseits hatte aber niemand eine gute Lösung parat, vielleicht hatte sich auch niemand angestrengt, eine solche zu finden. Endlich fragte ein Assistent, ob denn wirklich eine Therapie im engeren Sinne nötig sei, denn schließlich – für damalige Verhältnisse kam dieser Einwand unerwartet – müsse man auch an den Kostenaufwand für eine Therapie denken, wir hätten ja auch die Pflicht zu sparen. Mein Chef wehrte diesen Einwand sofort energisch ab und meinte, dass wir sowieso die billigste medizinische Institution am Ort seien. Nun meldete sich eine ältere Gynäkologin zu Wort, die von auswärts kam und folglich unserem Chef nicht unterstellt war. Es platzte geradezu aus ihr heraus, lauthals sagte sie: „Natürlich seid ihr am billigsten, ihr tut ja auch nichts“! Alle Anwesenden lachten schallend, und unser Chef konnte sich dem Gelächter auch nicht entziehen.

Einerseits meinte sie wohl, dass wir keinen apparativen Aufwand betreiben müssen, andererseits könnte man den Satz auch so verstehen, dass wir alle eine „einfache Kugel schieben“. In seiner eloquenten Art antwortete mein Chef mit wenigen treffenden Sätzen über die wahre Bedeutung der Psychotherapie, mit welcher der ganze Mensch erfasst wird und mit der auf alles positiv eingewirkt werden kann: Auf die Einheit Leib/Seele, die letztlich nicht nur das Gehirn betrifft, sondern alle Organsysteme! Der Mensch ist eben eine biopsychosoziale Einheit.

Typisch Psychiater!

Während einer längeren Psychotherapie mit einer ca. 60-jährigen, gebildeten und differenzierten Frau wurden auch ethisch-religiöse und weltanschauliche Fragen diskutiert. Der Hintergrund war der folgende:

Sie entstammte einer intellektuellen Familie, war die jüngere von zwei Töchtern und hatte eine „schwierige“ Kindheit. Dieses Klischee schreibt sich so leicht dahin und wird oft gehört. Die „schwierige Kindheit“ wird manchmal – so macht es zumindest den Anschein – geradezu als Ausrede benutzt für ein späteres Versagen, sei es in der Beziehung oder im Beruf oder sei es gar, wenn später jemand kriminell werden sollte. So war es hier aber nicht. Die Frau war beruflich erfolgreich und hatte nie mit jemandem über das gesprochen, was sie innerlich schon Jahrzehnte quälte und was sie in der Therapie erstmals preisgab. Sie hatte nicht einmal jemandem davon erzählt, dass das Kind, das sie in jungen Jahren zur Welt gebracht hatte, nach der Geburt verstorben war. Auch der Kindsvater verstarb wenig später, der Geliebte, der Zeit ihres Lebens der einzige wirklich Geliebte geblieben war.

Ihre ältere Schwester, sie war verheiratet und hatte zwei Kinder, stellte immer wieder Forderungen an die Patientin, war stets unzufrieden mit ihr, die ja nicht einmal einen Freund, geschweige denn Kinder hatte. Auch stritt sie sich häufig mit der jüngeren Schwester, intrigierte bei Verwandten und ließ kein gutes Haar an der Patientin.

Schon als Kind fühlte sich die jüngere Schwester – meine Patientin – übermäßig dominiert, vor allem von ihren Eltern und sie wurde gegenüber ihrer Schwester benachteiligt, da diese sich besser anzupassen wusste und sich stets ins bessere Licht zu stellen verstand.

Im Rahmen der Therapie kamen wir u. a. auf das Leid, das Böse in dieser Welt zu sprechen. Da meine Patientin dem jüdischen Glauben angehörte und da sie „bibelfest" war, wurde u. a. die Geschichte von Hiob diskutiert, die einen Aspekt des Bösen, des Leidens im Alten Testament aufzeigt.

Die Geschichte ist einzigartig: Gott lässt zu, dass sein Widersacher, Satan, Hiob und seine Familie angreift, d. h., er sorgt dafür, dass alle Kinder Hiobs umkommen, dass er sein ganzes Hab und Gut, seinen ganzen Reichtum verliert. In einer zweiten Phase darf auch Hiob selbst angegriffen werden: Er wird schwer krank, aber – so die Grenzen, die Gott gezogen hat – Satan darf Hiob nicht an seiner Krankheit sterben lassen. Seine Ehefrau gibt ihm den Rat, „Gott abzusagen" und zu sterben, vermutlich eine Aufforderung, Suizid zu begehen. In diesen schwersten Stunden bekommt Hiob Besuch von seinen drei besten Freunden. Nach anfänglichem Schweigen beginnen sie, Hiob zu beeinflussen, er solle Gott seine Sünden bekennen, denn wenn er nicht eine schwere Sünde auf sich geladen hätte, würde er nicht von Gott bestraft werden. Dem damaligen Denken entsprechend konnte Krankheit, zumindest ein so schweres Leiden, offenbar ausschließlich als Folge eines persönlichen Vergehens gegen Gott gesehen werden: Gott als Vergelter und Bestrafer von persönlichen Sünden. Hiob aber ist sich keiner Schuld bewusst. Er widerspricht seinen Freunden, er redet mit Gott und rechtfertigt sich vor ihm. Nach langem Schweigen antwortet Gott, und Hiob sieht, dass Gott das Böse, das Leiden zulässt, ohne dass jemand für seine persönlichen Sünden bestraft wird. Die Geschichte endet damit, dass Hiob rehabilitiert wird: Er gelangt wieder zu Wohlstand und Reichtum und zeugt nochmals Söhne und Töchter.

Während dieser Diskussion über die Geschichte Hiobs fragte ich meine Patientin, ob die jüdische Theologie lehre, dass Hiob mit seiner ersten oder mit einer anderen, zweiten Frau, nochmals Kinder zeugte. Sie wusste es nicht, stellte mir aber in Aussicht, sie werde diese Frage ihrem Rabbiner stellen. In der nächsten Sitzung berichtete sie, dass ihr Rabbiner über diese Frage, die er auch nicht beantworten konnte, erstaunt war und sie gefragt habe, warum sie dies wissen wolle. „Mein Psychiater hat mir diese Frage gestellt" antwortete sie. Nach einer längeren Pause meinte der Rabbiner dann: „So eine Frage kann auch nur ein Psychiater stellen!"

Autofahren – eine heilige Kuh?

Eine langjährige Patientin, die auch nach ihrer Pensionierung eine begleitende Therapie braucht, allerdings nur noch in Abständen von etwa sechs bis acht Wochen, hat berichtet, dass sie von einem angeheirateten Onkel auf eine ihr unangenehme Art vereinnahmt werde. Eigentlich habe sie zu ihm kaum eine Beziehung. Dieser, inzwischen allein und auch in die Jahre gekommen (er war etwa 90), begann schon vor einigen Jahren zu verwahrlosen. Ihren Schilderungen nach litt dieser Mann an einer fortschreitenden Demenz und hatte auch andere körperliche Probleme. Er vergaß nicht nur, die Rechnungen zu bezahlen, er ernährte sich auch nicht richtig, konnte die Wohnung nicht mehr einigermaßen sauber halten, und oft erreichte er nicht mehr rechtzeitig das WC. Meine Patientin intervenierte bei seinem Hausarzt, der – wie leider viele heutzutage – nur ungern Hausbesuche absolvierte. Er besuchte ihn aber trotzdem und organisierte eine „Spitex". Er sorgte dafür, dass täglich jemand vorbeikam, nach dem Rechten schaute und dem alten Mann behilflich war. Die Frauen der Spitex ließ der alte Mann in der Folge aber entweder gar nicht in seine Wohnung herein oder er beschimpfte sie aufs übelste, sodass er bald gar keine Besuche mehr bekam. Der alte Mann verließ die Wohnung nur noch, um das Allernotwendigste einzukaufen; allerdings tat er dies mit seinem eigenen Auto! Eigentlich hätte er längst nicht mehr Autofahren dürfen, da sein Zustand ein gefährliches Hindernis darstellte.

Meine Patientin konnte und wollte sich aber nicht engagieren für den Onkel, einerseits, da sie ihm nicht nahestand, andererseits, weil sie wusste, wie „dickköpfig“ er war, und auch deshalb nicht, weil sie sich zusätzlich belastet fühlte wegen dieses Mannes und sie schlaflose Nächte hatte, weil ihr die Angelegenheit sehr zusetzte. Sie versuchte, sich zurückzuziehen und die Verantwortung in andere, professionelle Hände zu legen. Dies gelang ihr lange Zeit nur ansatzweise.

Schließlich spitzte sich die Situation derart zu, dass der Hausarzt gezwungen war, seinen Patienten auf eine geriatrische Abteilung einzuweisen. Dort wurde er während Wochen „aufgepäppelt“, und es erging ihm tatsächlich danach etwas besser, obschon sich an seiner Demenz natürlich nichts geändert hatte. Da es heute in unseren Spitälern - nicht zuletzt aus „Kostengründen“ – üblich ist, die Patienten so bald als möglich wieder loszuwerden und nach Hause zu schicken, wurde auch bei diesem alten Mann ernsthaft erwogen, nochmals einen „Versuch“ zu wagen und ihn nach Hause zu entlassen. Meine Patientin wehrte sich dagegen und sagte den Ärzten, dass in wenigen Wochen alles wieder so anzutreffen wäre wie vordem. Ihre Einwände halfen allerdings nicht, im Gegenteil. Die einzige Konzession, die das Spital machen wollte, war ein ausführliches Entlassungsgespräch, bei welchem meine Patientin, der Assistenz- und Oberarzt und die zuständige Sozialarbeiterin – und natürlich der Betroffene selbst – dabei sein sollten. Man hatte vor, ihm ins Gewissen zu reden: Vor allem sollte er bereit sein, mit der „Spitex“ zusammen zu arbeiten. Widerwillig nahm meine Patientin an diesem Gespräch teil, das zuerst recht gut über die Bühne ging. Der alte Mann versprach das Blaue vom Himmel, er werde die Damen von der „Spitex“ hereinlassen, sie nicht mehr beschimpfen und sie gewähren lassen.

Am Ende der gemeinsamen Besprechung kam der Oberarzt auch auf das Autofahren zu sprechen: „Sie wissen doch auch, dass Sie auf keinen Fall mehr selbst Auto fahren dürfen, auch nicht für eine noch so kleine Strecke. Sie müssen Ihren Fahrausweis sofort abgeben! Ich muss Sie sonst der Polizei melden!“ Nun war es vorbei mit der „Gutmütigkeit“, mit dem Einlenken des Greises! Dieser erhob sich mühsam von seinem Stuhl und brüllte den Oberarzt an: „Was meinen Sie eigentlich, Sie unverschämter Grünschnabel, Sie denken wohl, ich könne nicht mehr Auto fahren, da täuschen Sie sich aber gewaltig! Ich bin schon Auto gefahren, bevor Sie auf der Welt waren! Wissen Sie was? Ich gehe jetzt nach Hause und fahre mit dem Auto in die Stadt, um Ihnen zu beweisen, dass ich noch Auto fahren kann!“ Eine ganze Weile herrschte Stillschweigen in der Runde. Daraufhin wurde der alte Mann „mit Verdacht“ nach Hause entlassen, trotz allem!

Das Ehe-Gutachten

Während der Ausbildung zum Psychiater ist jeder verpflichtet, unter Anleitung des forensischen Psychiaters einer Institution (Klinik oder Poliklinik) Gutachten zu erstellen, sowohl strafrechtliche als auch zivilrechtliche. Bis gegen Ende des letzten Jahrhunderts mussten manchmal auch Ehe-Gutachten verfasst werden, und zwar aus folgenden Gründen: Nach altem Eherecht konnte eine Ehe erst nach zwei Jahren Trennung geschieden werden, es sei denn, man konnte schwerwiegende psychiatrische Gründe geltend machen. Die Bedeutung solcher Gutachten ist heute für die junge Generation kaum mehr nachvollziehbar, es sei aber in diesem Zusammenhang daran erinnert, dass bis in die 1970er-Jahre des 20. Jahrhunderts das Konkubinat verboten war. In manchen Gegenden war es ein „Antragsdelikt"! Der böse Nachbar konnte das unverheiratete Pärchen in der Wohnung nebenan „verpfeifen".

Als ich als junger Assistent mit einem Ehe-Gutachten betraut wurde, war ich nicht begeistert. Denn erstens bedeutete jedes Gutachten einen großen Zeitaufwand neben der Arbeit auf der Abteilung, und zweitens hatte ich nie einsehen können, warum Psychiater zu einer Ehe Stellung nehmen müssen. Dies war in meinen Augen schon deshalb unlogisch, weil es für die Schließung einer Ehe auch keinen Psychiater brauchte, warum denn eigentlich bei einer Scheidung?

Bei meinem soeben in Empfang genommenen Gutachterauftrag war die Problematik eine besondere: Der Mann mittleren Alters wollte unbedingt die Scheidung, seine nur wenig jüngere Frau dagegen nicht! Mir kam also die mühsame Aufgabe zu, mit beiden Partnern einzeln Gespräche zu führen, später dann auch mit beiden zusammen. Das Ziel war, eine gemeinsame Lösung zu finden, die in absehbarer Zeit zu einer möglichst einvernehmlichen Scheidung führen sollte. Die Gespräche erwiesen sich als langwierig und anstrengend, beide Parteien waren uneins und machten einander widersprechende Angaben. Auch wichtige Angaben zur Ehe-Situation waren schwer zu überprüfen und meist nicht objektivierbar. Zudem war keiner der Ehegatten im engeren Sinn psychisch krank.

Eines Tages berichtete mir die Ehefrau fast triumphierend, dass sie jetzt auch die Scheidung wolle und dass sie dafür auch einen guten Grund habe. Sie habe von ihrem Mann eine Ohrfeige erhalten und habe dafür einen Zeugen! Sie sei am Wochenende zum Tanzen ausgegangen und sei frühmorgens per Taxi nach Hause gekommen. Der Ehemann wartete unter der Eingangstüre des Hauses schon ungeduldig auf sie. Er war erbost, dass sie erst um drei Uhr morgens vom Tanzen zurückkehrte. In seiner Wut gab er ihr noch in Gegenwart des Taxifahrers eine Ohrfeige. Sie reagierte prompt damit, dass sie Name und Adresse des Taxifahrers notierte und ihn als Zeugen verpflichtete. Im kurz darauf folgenden Gespräch mit mir sagte der

Ehemann, er wolle jetzt doch keine Scheidung mehr, er wolle bei seiner Frau bleiben. Auf die Ohrfeige angesprochen sagte er nur, er habe zwar einen Wutanfall gehabt, seine Frau aber nicht geschlagen! Als mir seine Frau Namen und Adresse des Taxichauffeurs aushändigte, um das „Attentat“ zu überprüfen, musste ich unwillkürlich lächeln: Von den Hunderten Taxifahrern in der Stadt kannte ich nur einen einzigen. Der Zufall wollte es, dass es sich genau um diesen einen handelte, der als Zeuge fungierte! Ein Anruf meinerseits genügte: Er bestätigte, dass er gesehen habe, dass sie von ihrem Mann geschlagen worden sei, d. h., eine Ohrfeige bekommen habe!

Es wurde immer klarer, dass die eheliche Situation des Paars unhaltbar zerrüttet war. Schließlich konnte auch der Mann davon überzeugt werden, dass eine Scheidung die bestmögliche Lösung war, sodass er seine Einwilligung zur Scheidung erneut gab. Die Frau war auch zufrieden, dass die „Ehehölle“ bald ein Ende nehmen sollte, und sie zog ihre Strafanzeige wegen Körperverletzung zurück. Es war das erste und zugleich auch das letzte Ehe-Gutachten, das ich in meiner Laufbahn erstellen musste!

Das Bankett

Bedeutende Vertreter aus Wirtschaft und Politik waren von der Münchner Regierung zum Bankett geladen worden. Um der ganzen Veranstaltung einen persönlichen und privaten Anstrich zu verleihen, wurden die erlauchten Herren gemeinsam mit ihren Gattinnen (oder Lebensabschnittspartnerinnen) eingeladen. Auch Herr Meier, Generaldirektor in einem Pharma-Betrieb, gehörte zu den Auserwählten. Seine Frau Magda freute sich riesig, als sie davon erfuhr. Dafür hatte ihr Gatte ein umso beklommeneres Gefühl: Sie hatte ihm bei solchen Anlässen schon oft größere Probleme bereitet, da sie ihre Grenzen beim Weingenuss nicht einhalten konnte. Eigentlich sollte sie abstinent leben, und im Alltag gelang ihr dies im Allgemeinen mehr oder weniger gut. Wenn sie aber Gelegenheit hatte, mit Freunden ein Fest zu feiern oder als Begleiterin ihres erfolgreichen Mannes an einem Bankett teilzunehmen, dann schlug sie regelmäßig über die Stränge. Da sie nach kurzer Zeit, lange bevor der Nachtisch und der Kaffee gereicht wurden, stockbetrunken zu sein pflegte, musste sich Herr Meier dieses Mal eine besondere Strategie einfallen lassen. Erfahrungsgemäß nützten Ermahnungen und gut gemeinte Versprechen gar nichts: Sie wurden zu Schall und Rauch, sobald sich die Bankettrunde zu Tisch gesetzt hatte. Magda hatte eine naiv-kindliche Art, die es ihrem Mann unmöglich machte, seine Gemahlin hart anzufassen. Er brachte es nicht über sich, sie allein zu Hause zu lassen oder ihr die Einladung zu verbieten. Was sollte er also tun, um sich und seiner Angetrauten eine handfeste Blamage zu ersparen, die so sicher bevorstand wie das Amen in der Kirche?

Nach einigen unruhigen Nächten hatte Herr Meier eine blendende Idee. Er wollte vorerst gute Miene zum bösen Spiel machen, mit seiner Frau nach München reisen und sie dann – im letzten Moment – mit einem ihm vertrauten, eingeweihten Mitarbeiter zu einem privaten Essen, zu zweit, „abkommandieren". Auf diesen Kompromiss musste sie sich einlassen, und auf diese Weise konnte ein Debakel verhindert werden. Zum Glück hatte er einen zuverlässigen Sekretär, der für solche Sonderaufträge geeignet erschien und den er – zumindest für einen Abend – zur Abstinenz und als „Aufseher" verpflichten konnte. Allerdings wusste der Generaldirektor nicht, dass seine Frau den Sekretär von einer früheren geschäftlichen Begegnung kannte und dass sich beide nicht mochten. Bald erfuhr der Sekretär, Herr Müller, von seiner neuen Mission. Er war zwar von seinem Auftrag nicht begeistert, doch welche Wahl hatte er? Es behagte ihm gar nicht, mit dieser acht Jahre älteren, stolzen Frau seines Chefs speisen zu gehen und sich und ihr ein Alkoholverbot auferlegen zu lassen.

Und doch schien die Rechnung aufzugehen. Kurz vor dem Bankett sprach Herr Meier teilnahmsvoll und eindringlich mit seiner Frau und erklärte ihr, dass sie ihn auf keinen Fall zur offiziellen Feier begleiten könne, dass aber ein Zweiertisch in einem anderen, ebenso renommierten Lokal reserviert worden sei. Sie werde eine Begleitung erhalten, seinen zuverlässigsten Mitarbeiter, seinen Sekretär, Herrn Müller. Magda ließ sich nichts anmerken und willigte nach einigem Zögern ein. Sie putzte sich heraus und präsentierte sich als elegante Dame. Ihr Aussehen war durchaus nicht schlecht: Man sah ihr ihre bald 60 Jahre nicht an. Jeder Beobachter konnte leicht erkennen, dass sie in jungen Jahren eine ausgesprochen hübsche, attraktive, extravagante Frau gewesen war.

Das Essen mit dem Sekretär ihres Mannes verlief für Magda alles andere als zufriedenstellend. Beide saßen sich gegenüber, und es herrschte eisiges Schweigen. Sie machten den Eindruck eines Ehepaares, das sich nach vielen Jahren gemeinsamen Zusammenlebens nichts mehr zu sagen wusste. Zwar bemühten sich beide zu Beginn, ein Gespräch zu führen, aber sehr bald geriet die begonnene Konversation ins Stocken. Dass sich beide keinen Tropfen Alkohol genehmigen durften, trug auch nicht zur besseren Stimmung bei. Es fehlte die innere Überzeugung, denn beide waren ja keine freiwilligen Abstinenten! Da man sich nicht immer gegenseitig schweigend in die Augen sehen konnte, schweiften ihre Blicke im Saal umher. Es entging Magda nicht, dass ihr Begleiter immer häufiger der Kellnerin nachschaute, die ihrem Tisch zugeteilt war. Diese war in der Tat eine auffällige Erscheinung: Sie war groß, schlank, jung, gut aussehend und hatte eine gewisse Ausstrahlung, ein gewinnendes Wesen sozusagen. Sie konnte mit ihrem freudestrahlenden Lächeln jeden Mann so beeinflussen und betören, wie sie es gerade wollte! So schien es zumindest. Der Sekretär war in der Zwickmühle: Einerseits wollte er sich nicht allzu viel Zwang antun, andererseits hatte er einen dienstlichen Auftrag und zudem wollte er ja nicht unhöflich sein, er wollte niemanden brüskieren. Weder dem Sekretär noch seiner Begleitung gelang es, mit einer humorvollen Bemerkung das Eis zu brechen, beiden gelang es nicht, den Abend einigermaßen zu „retten". Man war wirklich zu weit voneinander entfernt, in jeder Beziehung. Als Magda sich einmal zur Toilette entfernt hatte, schob Herr Müller der Kellnerin seine Visitenkarte zu, die diese wohlwollend und mit einem Augenzwinkern einsteckte und mit dem strahlendsten Lächeln quittierte. Am Schluss dieses eigenartigen Abendessens war er der Meinung, er habe sich diskret genug verhalten und Magda habe von seinem Flirt mit der Kellnerin nicht viel mitbekommen. Sie machte auch keine einzige Bemerkung diesbezüglich. Herr Müller beendete seinen dienstlichen Auftrag spät abends: Es war schon nach 23 Uhr, als er Frau Meier zum Hotel fuhr und sie dort aussteigen ließ. Er schaute ihr noch nach, wie sie durch die Drehtüre des Hotels schlenderte, um ja alles korrekt zu machen und seinem Chef berichten zu können. Er machte sich nun doch Vorwürfe, und er bereute, an diesem Abend so schweigsam gewesen zu sein. Er hätte sich noch mehr bemühen sollen, ein Gespräch in Gang zu bringen. Vielleicht wäre auch eine ganz offene Aussprache nicht das Schlechteste gewesen, selbst wenn man hätte eingestehen müssen, dass die Antipathie gegenseitig war. Es wäre sogar besser gewesen, sich gegenseitig offen die Meinung zu sagen oder sich Bosheiten an den Kopf zu werden. Solche Gedanken hegte Herr Müller auf der Fahrt zu seinem eigenen Hotel.

Am darauffolgenden Morgen fand eine wichtige Sitzung statt. Zugegen waren ein bedeutender Politiker, diverse Geschäftsherren, Herr Meier und sein Sekretär. Mitten in die Sitzung platzte Magda herein, flüsterte ihrem Mann etwas ins Ohr und wollte sich schon wieder verabschieden, als sie Herrn Müller sah. Sie nickte ihm freundlich zu und fragte ihn, offensichtlich, um ihn vor allen bloß zu stellen, mit lauter Stimme, ob er heute morgen schon seine neue „Flamme“ besucht habe? Dieser meinte schlagfertig: „Ja natürlich, sie hat mich sogar gefragt, ob ich heute Abend wieder mit meiner Mutter zum Nachtessen erscheinen werde!“ Mit hochrotem Kopf verließ Frau Meier eilends das Sitzungszimmer. Alle sahen wie gebannt auf den Sekretär, der sich sogleich wieder in seine Akten zu vertiefen schien!

Vorsicht: Ehefrau

Die etwa 80 Jahre alte Dame kam seit Längerem in meine Therapie wegen Depressionen. Sie strahlte diese gewisse Gediegenheit, die schon Vornehmheit ist, aus. Sie schaute sich genau um und nahm alles wahr: Im Wartezimmer bewunderte sie meine Bilder, auch denen im Behandlungszimmer schenkte sie ihre Aufmerksamkeit und äußerte sich positiv: „Sie sind wohl ein Kunstsammler?" „Das kann man so nicht sagen, aber ich freue mich über originelle Bilder, die ich selbst mit großem Interesse und mit Freude ausgewählt habe."

Da meine Patientin auch körperlich nicht ganz gesund war, kam ich in einer der letzten Sitzungen auf ihren Hausarzt zu sprechen, der mir die Dame auch überwiesen hatte. Es entspann sich folgender Dialog:

„Gehen Sie demnächst wieder zu ihm?"

„Ich weiß es nicht."

„Sie sollten sich gelegentlich wieder melden, da Ihr Blutdruck zu hoch ist und auch Ihr Diabetes bedarf gelegentlich einer ärztlichen Kontrolle."

„Ja, ich weiß, aber ich scheue mich immer ein wenig, mich beim Hausarzt zu melden."

„Warum denn?"

„Weil mich die Praxishilfe immer an einem Dienstag einschreiben möchte."

„Was ist daran so schlimm, haben Sie am Dienstag etwas Besonderes vor?"

„Nein, das nicht, aber am Dienstag ist jeweils die Gattin des Herrn Doktor in der Praxis anwesend und schaut nach dem Rechten."

„Und? Kommen Sie mit ihr nicht gut aus?"

„Ja, das ist so eine Sache, an sich habe ich nichts gegen sie, sie ist eine einigermaßen sympathische, ca. 40-jährige Frau".

„Was ist dann das Problem?"

„Sie ist eben jealoux auf mich, sie ist furchtbar eifersüchtig auf mich!"

Die St … ot … otterin

Eine ca. 40-jährige Frau mit rot gestreifter Bluse kam in meine Sprechstunde. Sie fühlte sich nicht unwohl, eigentlich wirkte sie recht gesund und robust. Allerdings fiel während des Gesprächs auf, dass sie stotterte. Immer wieder blieb sie beim Reden „hängen" und musste mehrere Anläufe nehmen, einen begonnenen Satz oder ein angefangenes Wort – wie in der Überschrift erkennbar – zu beenden. Sie wollte Hilfe und bat mich um Rat. Sie hatte schon zuvor einiges versucht, sie war z. B. bei einer Logopädin, die aber auch keinen Erfolg verbuchen konnte. Regelmäßig – nicht nur bei besonders angespannten Situationen – stotterte die Patientin mitten in einem Satz. Der Leidensdruck bei dieser berufstätigen Frau war somit recht groß.

Ich suchte nach frühkindlichen Traumata, nach schweren Erziehungsfehlern, aber alles erfolglos. Ich konnte keine Ursache für das Stottern finden. Diverse verhaltenstherapeutische und psychoanalytische Ansätze, beruhigende Medikamente, aufbauende Gespräche wurden versucht. Aber auch mir blieb ein Erfolg versagt. Ich erinnerte mich an eine Kollegin, deren Spezialgebiet die Behandlung von Stotterern war. Sie wurde von mir über die Problematik informiert, und ich fragte sie, ob sie die Therapie dieser Frau übernehmen könne. Sie sagte sofort zu, und ich überwies meine Patientin an besagte Psychiaterin, mit der Auflage, sich bei mir nach abgeschlossener Therapie nochmals zu melden.

Nach etwa zwei Monaten saß mir die Patientin wieder gegenüber, dieses Mal mit buntbemalten Hosen und einem grellgelben Pullover und begann zu erzählen. Eine Veränderung war nicht zu bemerken. Sie stotterte wie eh und je, absolut keine Besserung. Sie habe sechs Sitzungen bei der Psychiaterin gehabt, die aber keine Veränderung bewirkt hätten. Ich entgegnete, dass vielleicht weitere Sitzungen vonnöten seien. Nein, ihre Therapeutin hätte deutlich zum Ausdruck gebracht, dass sie in solchen Fällen maximal sechs Sitzungen durchführe. Wenn sie keinen Erfolg habe, müsse sie dies eben akzeptieren! Ich konnte es kaum fassen und telefonierte erneut mit der Kollegin. Sie bestätigte mir die Aussage zur festgelegten Anzahl der Sitzungen. Meinen Vorschlag, der Therapie noch weitere Stunden folgen zu lassen, lehnte sie kategorisch ab, sie blieb stur. Was also sollte ich tun?

Während meines „Fremdjahres", in welchem ich für meine Ausbildung zum Psychiater auch in Innerer Medizin tätig war, habe ich mit einem Kollegen zusammen gearbeitet, der mich sehr beeindruckt hatte. Er war bescheiden, machte kein Aufhebens von sich und verfügte nicht nur über ein solides Grundwissen in seinem Fachgebiet Innere Medizin, sondern auch über respektable Kenntnisse auf dem Gebiet der Psychosomatik und – er praktizierte auch Hypnose. Inzwischen hatte er eine Praxis als Hausarzt eröffnet und ich bat ihn um Hilfe. Er war gewissermaßen meine letzte Hoffnung. Auch er war sofort bereit, meine Patientin zu behandeln. Es folgte nun das gleiche Prozedere, und er versuchte es mit einer Hypnose-Therapie.

Erneut betrat die Patientin – frisch herausgeputzt und diskret geschminkt – mein Sprechzimmer. Und ich stellte fest – es mutete wie ein Wunder an –, dass die Theraphie des Kollegen nach wenigen Sitzungen erfolgreich beendet worden war. Die junge Frau saß mir wieder gegenüber und führte mit mir ein Gespräch, ohne ein einziges Mal zu stottern. Ich war erleichtert und erfreut – ebenso natürlich sie selbst. Die Freude meinerseits wurde vielleicht ein wenig getrübt durch eine kleine Kränkung: Die Erkenntnis, dass das, was Psychiatern nicht gelungen war, einem Internisten gelungen ist, den ich zeitlebens sehr geschätzt habe!

Konzentrationslager

Während der Sommerferien werden die neugierigen Touristen scharenweise mit Bussen und Autos hingefahren. Man sollte doch wenigstens einmal im Leben Dachau gesehen haben! Der Andrang war so groß gewesen, dass alle in Gruppen eingeteilt worden waren mit je einer kundigen Führung. Eine Gruppe nach der anderen hatte sich in Bewegung gesetzt. Meine Patientin hatte sich das Konzentrationslager auch einmal anschauen wollen, zusammen mit ihrem Mann. Langsam hatten sich die Leute an den Baracken vorbei bewegt, der Führer hatte alles erklärt. Die Stimmung war eigenartig gewesen: Einerseits Ferienstimmung nach dem Motto: „ich bin gespannt, was auf mich zukommt", andererseits war das, was man zu sehen bekommen hatte, zusammen mit dem sachlichen Kommentar und den Erläuterungen des Führers, bedrückend und schwer zu ertragen.

Nach etwa einer halben Stunde hatte meine Patientin nicht mehr weiter gekonnt. Sie hatte – laienhaft ausgedrückt – einen „Nervenzusammenbruch" bekommen und laut zu heulen begonnen. Ihrem Ehemann war es peinlich gewesen: Er hatte sie von der Gruppe weggeführt und sie hatten beide das Areal vorzeitig verlassen.

Bei der nächsten Therapiesitzung erzählte sie mir ihr Erlebnis. Auch ihr war es im Nachhinein noch unangenehm: „Wie konnte ich als Einzige so abnormal reagieren?“ fragte sie. Ich antwortete mit einer Gegenfrage: „Haben Sie als Einzige vielleicht normal reagiert und alle Anderen nicht?“

Szenenwechsel: Eine andere Patientin, sie ist jüdischen Glaubens, besuchte die Internationale Holocaust-Gedenkstätte Yad Vashem in Jerusalem. Als gebildete, religiöse Frau war das, was sie zu sehen bekam, keineswegs neu: Sie wusste genau über alles Bescheid. Wohl gerade deswegen hatte sie Zeit und ein Verlangen, sich auch auf die Besucher zu konzentrieren und sie zu beobachten. Sie achtete auf ihre Mimik, auf ihre Reaktionen – und auf das, was sie zueinander sagten.

Vor einer Gruppe Fotografien blieb sie stehen. Das Bild zeigte einen Berg von nackten, übereinander aufgeschichteten Leichen in einem Konzentrationslager. Auch wenn man alles schon weiß und alles längst gesehen hat und es bekannt ist, berührt einen ein solches Bild dennoch immer wieder. Vor diesem Bild stand ein deutsches Ehepaar: Es betrachtete die Abbildung genau, zunächst sprachlos. Schließlich sagte die Frau zu ihrem Mann: „Diese Leichen sind alle künstlich, sie sind aus Pappmaschee hergestellt!“

Die Dialyse

Ein aus Ungarn stammender Patient musste sich regelmäßig, d. h. dreimal pro Woche, einer Dialyse (Blutwäsche) unterziehen. Wegen einer schweren Nierenerkrankung war er gezwungen, dieses Prozedere, das jeweils vier bis fünf Stunden dauerte, über sich ergehen zu lassen. Andernfalls wäre er etwa innerhalb von spätestens sechs bis zehn Tagen gestorben. Heute wird mit den meisten dieser Patienten eine Nierentransplantation durchgeführt, aber damals wurde diese Operation noch selten praktiziert, und die entsprechende Technik steckte sozusagen noch in den Kinderschuhen. Zudem mussten ja immer auch passende Spendernieren vorhanden sein! Es gehörte zu meinen Aufgaben, mich als Psychiater speziell auch um die Dialysepatienten zu kümmern, die alle von mir untersucht wurden, bevor sie erstmals zur Dialyse kamen.

Dieser hagere, nicht mehr ganz junge Mann begab sich also brav deimal pro Woche in die Universitätsklinik um sich dialysieren zu lassen. Er war ein Einzelgänger, ein Eigenbrötler, hatte keine Familie und betrieb ein kleines Uhrenreparaturgeschäft in der Stadt, mit dem er sich finanziell knapp über Wasser halten konnte. Ein besonderes Merkmal war die Tatsache, dass er zwar fließend und schnell deutsch sprechen konnte, aber seine Sprache war derart mit Fehlern durchsetzt, dass man trotzdem größte Mühe hatte, ihn zu verstehen!

Unglücklicherweise wurde eines Tages sein kleiner Laden überfallen und ausgeraubt. Die Versicherung bezahlte nur sehr wenig und unser Patient war lange Zeit verärgert und aufgeregt und schimpfte über die Ungerechtigkeiten unserer Gesellschaft und darüber, dass er – der sowieso schon schwer Geplagte – so etwas erleben musste. Mithilfe von Gesprächen und diversen Hilfestellungen vonseiten verschiedener Organisationen erholte sich unser Dialysepatient allmählich, wenn auch nur langsam – sozusagen – mit Mühe und Not.

Etwa ein halbes Jahr später rief er auf der Dialysestation an, um sich abzumelden. Zwischen dem Patienten und der zuständigen Dialyseschwester entspann sich der folgende Dialog:

„Kann heute nicht kommen, Auto kaputt."

„Sie müssen aber unbedingt kommen, notfalls eben zu Fuß!"

„Nein, geht nicht!"

„Das können Sie nicht machen, dann kommen Sie eben mit der Straßenbahn."

„Nein, geht nicht!"

„Die Dialyse ist lebenswichtig, Sie müssen kommen! Lassen Sie sich von jemandem zu uns fahren!"

„Nein, geht nicht!"

„Dann nehmen Sie eben ein Taxi, die Finanzierung kann schon irgendwie geregelt werden, ausnahmsweise!"

„Nein, geht nicht, bin in Budapest!"

Der manische Patient

Die meisten Laien können sich unter einer Depression sehr wohl etwas vorstellen, sich aber in das Gegenteil, die manische Erkrankung einzufühlen, fällt oft viel schwerer.

Ich wurde zu einem Kranken auf einer chirurgischen Abteilung in einem Privatspital gerufen, der sich vor wenigen Tagen einer schweren Operation hatte unterziehen müssen. Das Personal hatte die größten Probleme mit ihm. Obschon der etwa 40-Jährige in einem Einzelzimmer lag (er konnte nicht allein aufstehen), fiel er allen zur Last. Er sang in der Nacht lauthals ganze Arien, sodass sogar Patienten aus den Nebenzimmern ausquartiert werden mussten. Tagsüber machte er ohne Unterlass von seinem Telefon Gebrauch und erteilte Freunden und Bekannten Aufträge, für ihn Besorgungen zu machen und ihn zu besuchen. Die Dinge, die er bestellte und zu gebrauchen meinte, waren entweder völlig unnötig oder deren Quantität war maßlos übertrieben. Ich konnte kaum in sein Zimmer gelangen, da schon mehrere Leute ein- und ausgingen. Als ich endlich das Ziel erreicht hatte, fand ich keine Sitzgelegenheit. Der einzige Stuhl war belegt mit einem Laib Käse riesigen Ausmaßes, der fast einen Meter Durchmesser aufwies. Der Kranke sprach ununterbrochen und wurde nur unterbrochen vom klingelnden Telefon. Er war gerade dabei, ein völlig unnützes

Gerät entgegenzunehmen, eine Art Staubsauger, den ein lieber Bekannter auf seine Anweisung besorgt hatte. Ich schaute der Bezahlung zu: Auf das Rückgeld verzichtete der Patient großzügig: „Für Sie mögen 50 Euro viel Geld sein, für mich ist es nur eine Kleinigkeit!"

Eine Zeit lang schaute ich diesem Treiben zu, dann aber wartete ich eine zwar immer noch ungünstige Gelegenheit ab, um mich überhaupt bemerkbar zu machen. Der Besuch eines Psychiaters war ihm zuvor angekündigt worden. Dass der Patient von Beruf Arzt war, vereinfachte die ganze Sachlage nicht. Nachdem ich mich vorgestellt hatte, schrie er laut: „Ruhe! Sie meinen wohl ich sei manisch, das ist aber nicht der Fall. Das ist eben mein Lebensstil, auch wenn der nicht in Ihren biederen Schädel hineingeht." Er war nicht motiviert, sich auf ein Gespräch mit mir einzulassen, zumal er sich immer wieder Besuchern zuwenden musste oder Telefonate führte. Er war leicht ablenkbar und schrie laut, wenn sich etwas nicht gerade nach seinen Vorstellungen abspielte.

Gemeinsam mit dem Oberarzt der Abteilung, zu dem er einen relativ guten Kontakt hatte, konnte ich den Patienten schließlich überzeugen, dass ihm seine übermäßigen Aktivitäten nicht gut tun und den chirurgischen Heilungsverlauf verzögern würden. Er versprach uns deshalb, die von uns vorgeschlagenen Medikamente einzunehmen.

Ich erfuhr später, dass er während seines Spitalaufenthaltes bis zur Entlassung die Medikamente nicht eingenommen hatte! Was später mit ihm geschah, entzieht sich meiner Kenntnis.

Oft werden manische Patienten – nicht selten auf Druck der Angehörigen – in eine psychiatrische Klinik zwangseingewiesen. Die Ängste um das Familienmitglied sind nicht immer nur altruistischer Art, man sorgt sich eben auch wegen der unmäßigen Geldausgaben! Potenzielle Erben sind oft schnell dabei, beim behandelnden Psychiater zu intervenieren. Verständlicherweise sind Manisch-Depressive nicht motiviert, sich ambulant oder stationär behandeln zu lassen, da sie sich meist besser fühlen als je zuvor, in einer Hochstimmung eben.

Vergewaltigung – ja oder nein?

Der Leiter einer Poliklinik pflegte die zu erstellenden Gutachten an die Assistenz- und Oberärzte zu verteilen. Für mich hielt er ein besonders problematisches bereit: Ich sollte eine junge Frau untersuchen, die behauptete, vergewaltigt worden zu sein, die aber den Behörden nicht glaubwürdig erschien. Es entspann sich folgender Dialog zwischen mir und meinem Vorgesetzten:

„Ich möchte mich keineswegs um diese Aufgabe drücken, aber ich fände es besser, wenn das Gutachten von einer Frau erstellt wird."

„Nein, das müssen Sie tun."

„Ich finde dies aus diversen Gründen nicht geschickt."

„Keine Assistentin kann das so gut wie Sie, da unsere jungen Damen weniger Erfahrung haben als Sie! Es bleibt dabei, Sie müssen das erledigen!"

Die junge Frau sitzt im Wartebereich und ich bitte sie in mein Büro. Es sind nur wenige Meter zurückzulegen, und sie klammert sich an meinem Arm fest. Ich frage sie, warum sie beim Gehen das Bein nachziehen müsse und sich nicht allein fortbewegen könne. „Seit meiner Vergewaltigung kann ich nicht mehr richtig gehen!" Ich fragte, wie es denn zur Vergewaltigung gekommen sei. Sie erzählte mir Folgendes. Es war eine Zufallsbekanntschaft. Sie führte ihren Hund aus und ein junger Mann führte ebenfalls seinen Hund aus. Man begegnete sich im Park, und es kam immer wieder zu „small talks". Irgendwann tauschte man Adressen und Telefonnummern aus. Eines Tages, d. h., es ging schon gegen Mitternacht, rief die Frau den Bekannten an und fragte, ob sie bei ihm vorbeikommen dürfe. Sie durfte. Laut Aussagen des gut beleumdeten Mannes kam es zum einvernehmlichen Geschlechtsverkehr. Zwei Tage später erstattete sie Anzeige wegen Vergewaltigung. Offenbar verwickelte sie sich in Widersprüche bei der Polizei, sodass Zweifel aufkamen und sie sich begutachten lassen musste. Da sie früher schon einmal in der Kinder- und Jugendpsychiatrischen Poliklinik behandelt worden war, wollte ich Einsicht nehmen in die entsprechenden Akten. Dazu brauchte ich aber ihre Unterschrift. Diese gab sie nur widerwillig, und später sagte sie anderen gegenüber aus, ich habe sie dazu „genötigt". Am Schluss des Gesprächs bat sie mich, ihr ein Taxi zu bestellen, da sie ja nicht richtig gehen könne. Während sie auf der Wartefläche der Poliklinik auf das Taxi wartete, geschah Folgendes: Es war mittlerweile 12 Uhr geworden und das Personal brach zum Mittagessen auf. Von Weitem sah sie eine der Sekretärinnen, die sie als ehemalige Schulkameradin erkannte. Sie rief ihr laut, für jeden hörbar, über den Gang hinweg zu: „Stell dir vor, ich bin vergewaltigt worden!" Besagte Sekretärin versuchte Anteil zu nehmen und geleitete sie zum inzwischen eingetroffenen Taxi. Wenige Stunden später wurde mir von diesem Vorfall berichtet.

Ein zweites Gespräch war wenig ergiebig, die Explorandin hielt an ihrer Vergewaltigung fest, an die kaum jemand glaubte, da der junge Mann glaubwürdiger wirkte als sie. Zudem waren bei der forensischen Untersuchung keinerlei Anzeichen zu finden, die auf eine Vergewaltigung hindeuteten. Nach dem zweiten Gespräch ließ sie mich wissen, dass sie zu keinen weiteren Gesprächen mehr mit mir bereit sei. Danach wurde verfügt, dass sie in eine psychiatrische Klinik eingewiesen werden müsse, wo das psychiatrische Gutachten erstellt werden sollte – von einer Ärztin! In der Klinik entwickelte sie diverse Konversionssymptome, u. a. litt sie zeitweise an einer hysterischen Blindheit. Der junge Mann wurde nicht wegen Vergewaltigung verurteilt.

Todessehnsucht

Wie viele Menschen überleben, die sich in San Franzisko die „Golden Gate Bridge" hinunterstürzen? Es sind etwa 1%! Wie viele Menschen überleben, die sich vor einen fahrenden Zug werfen? Ich weiß es nicht, in der Regel keiner.

Sie saß mit mir die ersten vier Schuljahre in derselben Klasse. Es waren noch die alten Holzbänke, in die man sich auch als Kind mühsam hineinzwängen musste. Sie war ein stilles, schüchternes Mädchen, sie sagte nicht mehr als unbedingt nötig. Sie war eine gute Schülerin, wirkte aber immer etwas bedrückt, sie war nie fröhlich und ausgelassen. Vermutlich war sie unglücklich. Über das Elternhaus wusste ich so gut wie nichts, außer dass sie mehrere Geschwister hatte und – wie viele andere damals auch – streng erzogen wurde. Eine Besonderheit blieb mir jedoch in Erinnerung: In den Sommermonaten besuchte sie die Schule – als einzige Schülerin – barfuß. Dies war damals – in städtischen Verhältnissen – außergewöhnlich. Nach der gemeinsamen Primarschulzeit hörte ich zwei Jahrzehnte lang nichts mehr von ihr, ich hatte sie auch nie mehr gesehen.

Danach aber – ich war im ersten Jahr Assistenzarzt in einer großen psychiatrischen Klinik – wurde sie auf unsere Abteilung eingewiesen. Sie kam direkt von der Notfallstation und wurde in einem großen Wachsaal in ein Bett gelegt. Im Wachsaal befanden sich etwa zehn bis zwölf Patientinnen, die Tag und Nacht „überwacht" wurden.

Sie lag in einem der Betten, regungslos und mit starrer Mimik: Sie wies eine Beckenfraktur auf, sie hatte einen verletzten Fuß, und von ihrem linken Arm war nur die Hälfte übrig, nachdem sie zehn Tage zuvor von einem Zug angefahren worden war. Sie wollte ihrem Leben ein Ende setzen.

Sie ist nicht mir, sondern einem anderen Arzt zugeteilt worden. Da ich auch für einen Teil der Patientinnen im Wachsaal zuständig war, sah ich sie täglich. Unerfahren wie ich noch war, stand ich hilflos an ihrem Bett. Ich wusste nicht, was ich sagen sollte. Sie, die schon immer geschwiegen hatte, wusste es noch weniger. Eine lange, schwierige Zeit, ein sehr steiniger Weg – wenn dieser Euphemismus überhaupt erlaubt ist – schien ihr bevorzustehen. Es ist immer dasselbe Bild, das sich meiner Erinnerung aufdrängt: Obschon von vielen Menschen umgeben lag sie einsam und verlassen im Bett, mit depressivem Gesichtsausdruck, und das über Wochen.

Eines Tages aber war das Bett leer. Sie hatte es geschafft aufzustehen und sich unbemerkt aus der Klinik zu entfernen. Sie hatte sich zu einem der in der Nähe befindlichen Hochhäuser geschleppt, dort den Lift in den obersten Stock genommen und sich von der Dachterrasse in den Tod gestürzt.

Die Therapieresistente

Sie kreuzte meinen Weg mehrere Male in meinem Leben, meist nur für kurze Zeit. Die junge Frau litt an einer „Anorexia nervosa", also einer Pubertätsmagersucht. Das Leiden war bereits chronifiziert, als ich sie zum ersten Mal sah. Sie war etwa 165 cm groß und wog jahrelang zwischen 25 und 30 kg! Sie aß sozusagen nichts, erbrach manchmal das wenige zu sich Genommene, und ab und zu machte sie auch von Abführmitteln Gebrauch. Zwieback oder Bündnerfleisch bedeuteten für sie bereits hochkalorische Nahrungsmittel. (Eine andere Magersüchtige äußerte einmal noch pointierter: Ich würde nicht einmal eine Briefmarke anlecken, weil ich nicht weiß, wie viele Kalorien ich dabei herunterschlucke!).

Mehrere Male war sie in stationärer Behandlung, sowohl in psychiatrischen wie auch in somatischen Kliniken. Den ambulanten Behandlungen entzog sie sich meist nach kurzer Zeit. Ihre Motivation zur Gesundung war – höflich gesagt – bescheiden. Diverse psychotherapeutische Behandlungen wurden versucht – alle ohne Erfolg. Natürlich kamen auch Psychopharmaka zum Einsatz, z. B. solche, die bei den meisten Patienten eine Gewichtszunahme bewirken (zumeist im Sinne einer unverwünschten Nebenwirkung). Meine Patientin aber sprach auf gar nichts an und nahm nicht oder nur unwesentlich zu. Ihre Umgebung – fast immer Laien – reagierten, oft mit Erstaunen oder gar Entsetzen, wenn sie ihrer ansichtig wurde. Sie bestand wirklich nur aus „Haut und Knochen". Als sie während einer Hospitalisation einmal gebadet werden musste – niemand getraute sich, sie allein Baden zu lassen – wurde eine etwas füllige, ältere Frau damit beauftragt. Sie war auf der Abteilung als „Mädchen für alles" zuständig, wie man früher zu sagen pflegte. Als diese unmittelbar nach getaner Arbeit das Schwesternzimmer betrat – ich war zufällig dort anwesend – erlebte sie den Schock ihres Lebens: „Nein, das ist ja schlimm, furchtbar, so etwas habe ich noch nie gesehen!" sagte sie entsetzt. „Dann bin ich doch lieber ein wenig zu dick!"

Mehrere Jahre später wurde diese Patientin, von der ich längere Zeit nichts mehr gehört hatte, auf die Notfallstation einer Uniklinik eingewiesen. Sie wog inzwischen nur noch 24 kg und hatte auf der Straße einen Herzstillstand erlitten. Jemand hatte sie erfolgreich reanimiert, und ich musste mich erneut um sie kümmern. Das Gespräch mit ihr war nicht nur wegen des Ernstes der Lage schwierig, sondern auch, weil sie Bedingungen stellte. Falls ihre Wünsche nicht erfüllt würden, werde sie das Spital sofort wieder verlassen, sagte sie trotzig. Sie verlangte z. B. ein Einzelzimmer und „Wunschkost!". Ebenso musste ich ihr versprechen, dass sie keine Magensonde erhalten werde. Diese ist bei Magersüchtigen besonders gefürchtet und unbeliebt, da sie eine solche – durchaus zu Recht –

als unangenehm empfinden und da sie eine Sonde buchstäblich als Gewaltakt erleben! Wir konnten uns schließlich einigen, und unsere Patientin bekam ihr Einzelzimmer. Sie erhielt aber hochkalorische Infusionen, da sie immer noch todkrank war und jederzeit wieder einen Herzstillstand hätte erleiden können. Da die Behandlung in diesem Fall besonders heikel war und in diesem extremen Ausmaß Seltenheitswert hatte, begleitete mich einmal mein damaliger Chef – ein sehr erfahrener Psychiater – zur Visite. Die Patientin war gerade beim Essen, d. h., es sah so aus, als ob sie am Essen wäre. In Wirklichkeit stocherte sie nur in der Nahrung herum, schob die einzelnen Teile auf ihrem Teller hin und her. Mein Chef hatte gerade eine Erkältung. Die Patientin erkundigte sich freundlich und übermäßig teilnehmend nach seinem Gesundheitszustand. Ob er auch wirklich nichts Schlimmes habe, ob er auch genügend Sorge trage zu seiner Gesundheit! Kurz – er wurde von ihr zum Patienten gestempelt! Als er ihr dann zum Schluss sinngemäß sagte: „Ich finde, Sie sollten sich wirklich Mühe geben, etwas mehr zu essen!“, erwiderte sie: … „Und? Was finden Sie sonst noch, Herr Professor?“

Trotz der schweren Erkrankung war sie keine bettlägerige Patientin, sie lief mit ihrem Infusionsständer im Spital herum und besuchte sogar die Cafeteria! Sie war jeweils bekleidet mit einem langen, bis zum Boden reichenden schwarzen Morgenrock. Die anderen Patienten, das Personal und die Besucher schauten ihr jeweils betroffen nach, denn sie sah aus wie der Tod, als ob sie gerade dem Friedhof entsprungen wäre!

Wenig später musste sie entlassen werden. Sie hatte von 24 auf 27 kg zugenommen – ein Erfolg? Wohl kaum. Ich habe sie seither nie wiedergesehen und weiß nicht, was aus ihr geworden ist.

Die Beichte

Eine ältere Dame sitzt mir in der Praxis gegenüber. Kurz zuvor ist ihr Ehemann verstorben, der sie sehr unterstützt und ihr in allen Belangen beigestanden hat. Ihr einziger Sohn ist längst von zu Hause ausgezogen, nachdem er ein Chemiestudium erfolgreich abgeschlossen hatte. Die Frau zeigt deutliche Anzeichen eines depressiven Geschehens, d. h., sie ist also nicht „nur traurig" im Sinne einer normalen Reaktion nach dem Verlust des Partners.

Die tragenden Säulen einer Behandlung bestehen im Wesentlichen – etwas vereinfacht ausgedrückt – aus der Psychotherapie und der Pharmakotherapie. Auch in diesem Fall versuchte ich diese Säulen möglichst wirksam zu installieren. Es gelang mir zwar bis zu einem gewissen Grad, eine Besserung im Befinden der Patientin zu bewirken, aber der wirkliche Durchbruch blieb aus. Ein Hindernis im Leben der Frau stand wie ein erratischer Block im Weg: Der verstorbene Ehemann verfügte über Schwarzgeld, das er offiziell nie angegeben oder versteuert hatte! Seine Frau hatte nun dieses Geld als Erbe bekommen und war fortan dafür verantwortlich. Das schlechte Gewissen nagte an ihr – Tag und Nacht. Sie war eine religiöse und gläubige Frau und gehörte der römisch-katholischen Kirche an.

Das Schwarzgeld wurde in der Therapie zu einem zentralen Thema, und ich fragte sie eines Tages, ob sie schon einmal mit einem Priester gesprochen habe oder zur Beichte gewesen sei. Sie verneinte, fand aber meinen Vorschlag doch einer Überlegung wert. In der nächsten Sitzung strahlte sie mich an: Sie habe jetzt eine Entscheidung getroffen; sie wolle ihrem Priester die Angelegenheit beichten, aber sie wolle mich dabei haben! Ich zögerte anfänglich, sagte ihr aber, dass sich dies wohl irgendwie machen ließe. Ich suchte nach einem Kompromiss: Wie wäre es z. B., wenn sie einmal zusammen mit ihrem Priester zu einem Gespräch in meine Praxis käme? Die Patientin war über meinen Vorschlag ganz entsetzt! „Nein, das geht doch nicht, mein Priester hat keine Zeit, zu Ihnen zu kommen!" (was für eine Zumutung!). Schließlich konnte sich die ältere Frau doch dazu überwinden, mit dem Pfarrer allein zu reden, ohne meinen direkten Beistand! Nach weiteren Sitzungen bei mir fand die Patientin aus ihrer Depression und aus ihrer Schuld heraus und konnte wieder ein normales Leben führen. Sicher hat der Glaube an die Bedeutung der Beichte einen wesentlichen Beitrag zur Gesundung geleistet!

An der Formulierung „Früher ging man zur Beichte, heute geht man in eine Therapie" mag zwar etwas Wahres dran sein, doch der Einzelfall ist immer anders – individuell eben!

Die Ambivalenz in der therapeutischen Beziehung

Ein nicht mehr junger Kollege kommt in meine Praxis und beklagt bitterlich, was er in seinem Leben alles falsch gemacht habe. Viele Jahre lebte er mit seiner Frau und den beiden Söhnen zusammen. Seine Praxis lief nicht mehr optimal, und in seiner Ehe kriselte es. Nachdem sich seine Frau getrennt hatte, später aber wieder zum Ehemann zurückgekehrt war, entschloss sie sich nach jahrelangen Streitigkeiten, sich doch endgültig von ihm zu trennen. Er hatte sie zuvor einige Male geschlagen. Sie reichte die Scheidung ein.

Der Kollege zeigte sich hilflos, er hatte große Mühe, mit der neuen Situation umzugehen. Er zog vorerst in eine möblierte Wohnung, während die Ehefrau mit den inzwischen erwachsenen Kindern im Einfamilienhaus, das beiden Ehepartnern gehörte, verblieb.

Die therapeutischen Gespräche mit meinem Patienten waren wenig ergiebig. Er war klagsam-jammerig, lehnte Angebote, wie z. B. einen Klinikaufenthalt, ab und auch mit der Medikation war er unzufrieden. Er klagte über Nebenwirkungen verschiedenster Art, wollte das Antidepressivum aber trotzdem einnehmen und entschied eigenmächtig über die Dosierung.

Mehrmals versuchte er in unterwürfiger Weise, Zugang zu seiner Frau zu finden: Er belagerte z. B. das Haus, in dem sie wohnte, und bat sie immer wieder, dass sie es nochmals mit ihm „versuchen" sollte. Jedes Mal stieß er dabei aber auf Granit: Die Ehefrau hielt an ihrer getroffenen Entscheidung unerschütterlich fest. Sie wies ihn immer wieder ab, sodass er sich umso mehr gekränkt fühlte und aus seiner Depression nicht mehr heraus fand. Sein Leben konnte er sich nicht als „Single" vorstellen, und sein Zustand führte auch nicht dazu, dass seine Praxis besser lief. Kurz: Er war ein vorzeitig gealterter, einsamer und zutiefst frustrierter Mann, der sich keine zufriedenstellende Zukunft vorstellen konnte. Trotzdem war er nicht als suizidal einzustufen.

Manchmal vergaß er den abgemachten Termin bei mir. Dies kommt bei Patienten nicht selten vor. Etwa fünf bis zehn Prozent halten Termine nicht ein oder sagen diese in letzter Minute ab. Als mein Kollege zwei Mal hintereinander unseren Termin vergessen hatte, entschuldigte er sich schriftlich bei mir. Er schrieb, es handle sich um eine „Fehlleistung", deren Ursache ihm nicht klar sei. Er wollte mir mitteilen, dass es nichts zu tun habe mit einer „Geringschätzung" meiner Therapie, formulierte den Satz aber etwas umständlich so, dass er in Wirklichkeit aussagte, es habe mit der Geringschätzung meiner Therapie zu tun!

Eines Tages rief mich seine Praxisangestellte (MPA) an und teilte mir mit, dass sie sich von ihrem Chef, meinem Patienten, sexuell belästigt fühle! Er habe eine Schwäche für sie und versuche, sie ständig in der Praxis zu umarmen. Ich dürfe ihm aber nicht sagen, dass sie mir telefoniert habe! Wenige Tage später rief mich die MPA nochmals an und sagte, dass sie Bedauern mit ihrem Chef habe. Sie habe sich gegen seine Annäherungen nie zur Wehr gesetzt, und ihr Freund wisse auch nichts davon. Trotzdem verspüre sie auch Angst vor ihrem Chef. Ich riet ihr dringend, sich mit ihm auszusprechen und die Thematik zu diskutieren. Auch sagte ich ihr, dass ich es in vier bis sechs Wochen mit ihm zu besprechen gedenke und ihm von unseren Telefongesprächen erzählen werde.

Etwa fünf Wochen später kam es zum Eklat mit meinem Patienten: Er bestritt nicht nur die sexuelle Belästigung, sondern sprach mir auch das Recht ab, mit ihm darüber zu reden! Seine Angestellte habe mir gegenüber nie von „sexueller Belästigung" gesprochen. Er warf mir vor, ihm eine länger dauernde sexuelle Beziehung zu unterstellen. Er war erbost und nahm es mir übel, dass ich dieses Thema anzuschneiden gewagt hatte. Ich vermutete, dass mein Patient sich mit seiner Angestellten verbündet hatte gegen mich und mich deshalb als unglaubwürdig hinstellte. Ich wurde von ihm gewissermaßen als Lügner dargestellt.

Die Ambivalenz des Patienten mir gegenüber kam schon in seinem Entschuldigungsschreiben zum Ausdruck. Als ich die angebliche sexuelle Belästigung zur Sprache brachte, stellte er sich vollends gegen mich und brach die Behandlung bei mir ab, nachdem ich quasi die Vertrauensfrage gestellt hatte.

Da ich mit der ganzen Situation unzufrieden war und mich gefragt hatte, ob ich juristisch überhaupt richtig gehandelt hatte, fragte ich zwei voneinander unabhängige Juristen (einer war Anwalt). Sie konnten mir keine eindeutige Antwort geben. Es sei für mich nicht zwingend gewesen, meinen Patienten über das Telefongespräch mit seiner MPA zu informieren, aber es sei auch kein eindeutiger Fehler gewesen, dass ich es getan hätte! Beide Juristen waren also unsicher, was richtig war. Ich darf hier das alte Sprichwort bemühen: Da staunt der Laie, und der Fachmann wundert sich!

Der Hausarzt

Das Telefon schrillte in den frühen Morgen. Der 70-jährige Fritz Schöni erhob sich von seinem Nachtlager und suchte nach seinen Pantoffeln. Nicht einmal als Rentner – er wurde vor Kurzem pensioniert – kann man ausschlafen, dachte er sich. Wer ihn wohl so früh schon sprechen wollte? Es war doch nicht etwa wegen seiner Frau, die seit einigen Tagen mit einer „Gallenblase“ im Spital weilte? Man konnte ja nie wissen. Solche Gedanken machte sich der alternde Mann, als er zum Telefon humpelte. Er fühlte sich sogleich beruhigt, als er die Stimme seiner Frau vernahm.

„Weißt du das Neueste?“, fragte sie ihn.

Wie sollte er es wissen? „Was ist“, fragte er zurück, „ist etwas los mit dir?“

„Du musst deinen Arzt wechseln!“, tönte es zurück.

Er verstand nicht. Warum sollte er den Arzt wechseln müssen, seinen Hausarzt, der ihn seit Jahren kannte wie niemand sonst? Und überhaupt: Was hatte sein seit Langem bewährter und betagter Hausarzt mit dem Spitalaufenthalt seiner Frau zu tun?

„Wie meinst du das?“, erwiderte er.

Seine Frau antwortete, dass sie soeben von der im gleichen Zimmer anwesenden Mitpatientin vernommen habe, dass ihr Hausarzt, derselbe wie der von Fritz Schöni, plötzlich verstorben sei. Nähere Umstände seien ihr nicht bekannt. Der Mann brachte zunächst kein

Wort heraus, meinte dann nur verlegen: „Das kann doch nicht wahr sein."

Gedankenverloren wechselte er noch einige belanglose Worte mit seiner Frau, bevor das Gespräch beendet wurde. Herr Schöni konnte sich nicht fassen, er hatte sich vom ersten Schock noch nicht erholt. Er hing sehr an seinem Doktor, der in der Stadt seit Jahren eine vielbesuchte Praxis führte. Er fühlte sich zutiefst betroffen angesichts des plötzlichen Todes eines Menschen, der ihm oft nahe war und den er auch persönlich geschätzt hatte.

Was sollte er nun tun? „Den Arzt wechseln" ist eine versachlichte, unschöne und gefühllose Redensart. Als ob man einen Arzt wechseln könnte wie ein Hemd. Erst jetzt wurde Schöni gewahr, dass ihm sein Hausarzt – der zwar nicht mehr ganz jung war – mehr bedeutete, als er sich je eingestanden hatte. Er schlurfte hinunter zum Briefkasten und holte die Zeitung. Fieberhaft durchsuchte er die Todesanzeigen. Er fand den Gesuchten aber nicht, es war ja noch zu früh. Der Tod hatte für ihn etwas Befremdliches, Beängstigendes und Unheimliches. Er konnte diesen nicht akzeptieren, er hätte ihn am liebsten „vergessen". Schöni ertappte sich dabei, dass er die ihm gegebene Information nicht glauben konnte. Er tat so, als ob nichts geschehen wäre, er geriet in einen seltsam zwiespältigen Zustand des Glaubens an die Hiobsbotschaft und des Anzweifelns, des Nichtglaubenkönnens oder Nichtglaubenwollens.

Er entsann sich plötzlich, dass er heute Nachmittag einen Termin bei seinem Hausarzt hatte. Was sollte er nun tun? Er begann einen Plan zu schmieden: Er wollte heute Nachmittag so, als ob er nichts wüsste, in der Praxis vorsprechen und sehen, was wirklich passiert war. Er bedurfte sozusagen eines Beweises, den er an Ort und Stelle zu finden überzeugt war. Klopfenden Herzens und mit leerem Magen – er hatte weder zum Frühstück noch zum Mittagessen einen Bissen heruntergebracht – begab er sich am frühen Nachmittag in die Stadt, um die Praxis seines Arztes aufzusuchen. Ein magisches Gefühl beschlich ihn, denn dieser Besuch sollte die Lösung bringen. Vielleicht hatte der Verblichene schon einen Vertreter, dann müsste er, Schöni, sich wenigstens nicht an eine neue Umgebung gewöhnen. Andererseits wäre es für ihn unerträglich gewesen, einen andern, jungen Arzt in der alten Praxis zu konsultieren. Solchen widersprüchlichen Gedanken hing er auf dem Weg in die Stadt nach.

Die Praxis seines Doktors war nicht etwa geschlossen, sondern wie immer um diese Zeit hing ein Schild an der Türe „Bitte eintreten". Erwartungsvoll betrat er die Praxis, in der um diese Zeit noch keine Medizinische Praxisassistentin oder die Ehefrau anwesend zu sein pflegte. Normalerweise ging er schnurstracks ins Wartezimmer, doch heute blieb er unwillkürlich im Entree stehen. Etwas hinderte ihn daran, sich so leichtfüßig in diesen Räumen zu bewegen, wie er es sonst gewohnt war. Er tat nun etwas, das ihm seine gute Kinderstube unter normalen Umständen strikt verboten hätte: Er wandte sich zur Sprechzimmertüre und blieb horchend davor stehen. Hier – er fühlte es instinktiv – lag die Lösung des für ihn noch immer rätselhaften Ablebens seines Arztes. Fritz Schöni wusste, dass, wie in den meisten Nachkriegshäusern, Wände und Türen schlecht isoliert waren und dass sein Doktor stets laut zu sprechen gewohnt war. Wenn er jetzt die ihm vertraute Stimme nicht hörte, musste der Tod seines Arztes wahr, brutale Realität sein. Wie versteinert blieb er vor der Türe, durch die er so oft gegangen war, stehen. Sein Herz klopfte bis zum Hals hinauf. Deutlich vernahm er, dass im Sprechzimmer zwei Männer miteinander redeten. Der eine musste also der Arzt sein. Die eine Stimme identifizierte er sogleich anhand des Gesprochenen als die eines Patienten. Die andere jedoch war leise und rau, auf alle Fälle nicht diejenige seines Doktors. Es musste also die Stimme eines andern Arztes sein. Herr Schöni fühlte sogleich die Folgen dieser Erkenntnis: Es bedeutete, dass er sich der von seiner Frau erhaltenen Information nicht mehr länger verschließen konnte. Sein Doktor war gestorben. Ein Stellvertreter war bereits eingesprungen, vielleicht einer der Söhne des Dahingeschiedenen. Die bittere Wahrheit rührte ihn tief: Die Tränen stiegen dem Manne hoch. Erst jetzt konnte er das Ausmaß des ganzen Geschehens begreifen. Verkrampft, wie angenagelt, stand er da und spürte seine Schmerzen wieder heftiger: ein seit Langem bestehendes Rückenleiden ließ ihn regelmäßig seinen Hausarzt aufsuchen. Auch dieses Mal wäre wieder eine Spritze fällig gewesen.

Mitten in dieser chaotischen Stimmung geschah etwas Unerwartetes: Die Praxistüre öffnete sich, und die Frau Doktor kam herein. Wie angewurzelt stand er in seiner Hilflosigkeit da und wusste nicht, was er sagen sollte. Stattdessen liefen ihm die Tränen die Wangen hinunter. Wieder etwas Unerwartetes. Die sympathische, grauhaarige, ältere Frau erkundigte sich teilnahmsvoll nach seinem Ergehen: Was mit ihm los sei, und was ihn denn so sehr elend mache? Endlich würgte er einige Worte hinaus: „Es ist wegen dem Herrn Doktor." Abermalige unerwartete Reaktion: „Was ist mit dem Herrn Doktor?"; und nach einer kurzen Pause: „Meinen Sie meinen Mann?" Herr Schöni, dessen Blick bis dahin zu Boden gerichtet war, schaute auf, gerade in das Gesicht der Frau, die er seit Jahren kannte. Ihr Gesicht war heute besonders bleich, aber sehr gefasst. Es drückte eher Erstaunen als Trauer aus. Sie fasste Herrn Schöni am Arm und geleitete ihn in das zweite, nicht besetzte, Sprechzimmer. „Es ist furchtbar wegen dem Herrn Doktor", schluchzte der Patient von Neuem. Die ältere Dame schaute ihn nochmals fragend an: „Was ist denn so furchtbar?" Er begriff nichts mehr. Er fühlte sich wie am Ende eines Traumes, wo Wirklichkeit und Traumwelt miteinander verschmelzen und man für einige Augenblicke nicht unterscheiden kann, was real ist und was Überreste aus Morpheus' Welt sind. Schließlich kam es stockend von Herrn Schönis Lippen: „Ihr Mann, der Herr Doktor … er ist doch gestorben!“ Schweigen, das ihm wie eine Ewigkeit vorkam. Endlich erwiderte die Frau Doktor: „Wie kommen Sie darauf, ich habe ihn vor Kurzem erst gesehen, er behandelt einen Patienten im anderen Sprechzimmer.“ Herr Schöni konnte es kaum glauben, bis sich die Tür öffnete und sein altbekannter Hausarzt höchstpersönlich vor ihm stand. Er drückte ihm innig und herzlich die Hand.

Das Gerücht vom Tod des Arztes war frei erfunden oder ein Irrtum. Die „fremde“ Stimme im Sprechzimmer wurde vom Patienten falsch gedeutet: Der Herr Doktor, der stets – auch im kältesten Winter – ohne Mantel und ohne Schal seine Krankenvisiten in der Stadt zu absolvieren beliebte, war an jenem Tag so heiser, dass er gerade noch knapp flüstern konnte!

Das revolutionäre Neue

In der großen psychiatrischen Klinik, in der ich tätig war, herrschte so etwas wie Aufbruchstimmung, besonders unter den jungen Assistenzärzten. Die Zeit: anfangs der 1970er-Jahre. Ich gehörte auch zu den jungen Assistenten, konnte aber mit der Aufbruchstimmung nicht mithalten, da mir die Überzeugung fehlte. Man sprach von der „Therapeutischen Gemeinschaft" und von der „Antipsychiatrie", die damals bei Psychiatern in aller Munde war. Mit dem letzten Begriff hatte es folgende Bewandtnis: Die Antipsychiatrie war eine soziale und politische Bewegung, die so ziemlich alles an der etablierten Psychiatrie infrage stellte: Kritik wurde an den psychiatrischen Institutionen geübt; die gängigen Erklärungen über die Entstehung und Behandlung psychischer Störungen wurden negiert. Die psychiatrischen Institutionen wurden als Stätten staatlicher Repression abgetan, und psychische Krankheiten wurden zum Teil sogar negiert. Zwei bedeutende Vertreter dieser Bewegung waren z. B. Thomas Szasz („Die Fabrikation des Wahnsinns") und Franco Basaglia („Die negierte Institution"). Etwas verkürzt ausgedrückt bedeutete deren These: Falls es seelisch Kranke überhaupt gibt, ist die Gesellschaft daran schuld, und die behandelnden Psychiater machen ohnehin alles falsch und werden ihren „Patienten" nicht gerecht! Besonders interessant und pikant ist die Tatsache, dass die „Antipsychiatrie“ von Psychiatern ausging und nicht etwa von frustrierten Patienten!

Meines Erachtens wird bei dieser grundsätzlichen Kritik außer Acht gelassen, dass in allen Kulturen und zu allen Zeiten psychisch Kranke existiert haben. Dass vieles an psychiatrischen Kliniken und auch an den Therapeuten zu Recht kritisiert werden kann, steht natürlich außer Frage. Verschiedene Assistenzärzte und einige wenige Oberärztinnen konnten bei meinem Chef bewirken, dass er – der keineswegs begeistert war – die Erlaubnis gab, Herrn Basaglia aus Italien in die Klinik einzuladen, um mehr über das Konzept der Antipsychiatrie zu erfahren, und zwar aus erster Hand, von Herrn Basaglia höchstpersönlich.

Obschon ich keine Aufzeichnungen gemacht habe, erinnere ich mich noch gut an seinen Auftritt und an vielsagende Details jenes Vortragabends. Er kam mit Gefolge, mit vier oder fünf Männern im Schlepptau. Warum er diese benötigte, blieb mir zeitlebens ein Rätsel. Da der Referent nur italienisch sprach, musste in letzter Minute ein Übersetzer gesucht werden. Offenbar war unter seinem Gefolge kein Dolmetscher dabei. Der etwa 50-jährige Basaglia sprach mit rauer Stimme (starker Raucher) und war offensichtlich verärgert, da er – auf Anweisung des Klinikdirektors, meines Chefs – für Ärzte und Pflegepersonal getrennt ein Referat halten musste, er durfte also nicht zu allen zusammen sprechen, wie er dies ursprünglich beabsichtigt hatte.

Aus seiner politischen Gesinnung machte er keinen Hehl. Er begann seinen Vortrag tatsächlich mit den Worten: „Die Ärzte sind die Herrenmenschen, und die Patienten sind ihre Sklaven“! Im Laufe seiner Ausführungen berichtete er von einem jungen Mädchen, das an einem Hirntumor erkrankt war und nicht operiert wurde, da ihre Eltern für die Kosten nicht aufkommen konnten! Es musste deswegen sterben. Da eine solche Geschichte in Mitteleuropa schon damals unmöglich gewesen wäre, fand ich es schade, dass er damit ausgerechnet im Ausland „hausieren ging“.

In seinem Buch „Die negierte Institution“ versucht er, den Arzt als Macht- und Herrenmensch darzustellen. Er begründet dies z. B. mit dem Reflexhammer in der weißen Schürze (Machtsymbol). Letztere habe zum Ziel, sich von den Patienten zu distanzieren, um etwas „Besseres“ darzustellen. Er plädierte dafür, die weißen Kittel der Ärzte und des Pflegepersonals abzuschaffen, um die Standesunterschiede zu vermeiden. Darüber kann man durchaus diskutieren, obschon seine Begründung falsch war. Denken wir z. B. an junge Ärztinnen in Italien, die damals meistens einer finanziellen Oberschicht entstammten: Sie konnten den sozialen Abstand zum Patienten viel deutlicher mit Zivilkleidung und mit Schmuck zum Ausdruck bringen und betonen, als mit einer einfachen weißen Schürze, die auch das übrige Personal auf der Abteilung trug!

Basaglia hatte vor allem in Italien großen Einfluss. Zahlreiche psychiatrische Kliniken, die damals nicht dem Standard in Mitteleuropa entsprachen, wurden auf sein Betreiben hin geschlossen. Leider wurden damit aber keine Probleme gelöst. Die Patienten wurden von den italienischen Kliniken „befreit" – was passierte mit ihnen? Einige konnten vielleicht bei Verwandten und Freunden unterkommen, andere wurden auf der Straße angetroffen, und wieder andere bevölkerten die Notfallstationen. Nun, alles Schlechte hat ja auch eine gute Seite (frei nach Watzlawick). Sicher hat Basaglia neue Denkprozesse angeregt und vieles wurde neu überdacht. Seither wurde vieles in der Psychiatrie verändert und verbessert. Ob diese neuen, positiven Entwicklungen nur den extremen Ansichten Herrn Basaglias gutgeschrieben werden können, wage ich allerdings zu bezweifeln. Ist es Zufall, dass nach seinem Auftritt die Begeisterung – in meiner Umgebung zumindest – abflaute und kaum mehr von ihm gesprochen wurde?

Geld stinkt nicht!

Die Zahlungsmoral meiner Patienten ist im Allgemeinen recht gut. Der überwiegende Teil zahlt die Rechnungen pünktlich und korrekt. Freilich werden 90 % von Versicherungen und den entsprechenden Krankenkassen zurückvergütet, aber trotzdem ist es keine Selbstverständlichkeit in einer Zeit, wo sich viele über die schlechte Zahlungsmoral beklagen. Meine finanziellen Verluste entstehen im Wesentlichen nicht durch Patienten die ihre Rechnungen nicht bezahlen, sondern durch solche, welche die abgemachten Termine nicht einhalten, vergessen oder im letzten Moment absagen. Natürlich können solche Termine grundsätzlich dem Patientin privat in Rechnung gestellt werden, doch sehe ich meistens davon ab, wenn z. B. plausible Gründe angegeben werden (z. B. hohes Fieber eines Kindes, Panne unterwegs oder Leben an der Armutsgrenze). Ob die Gründe im Einzelnen dann wahr sind oder nicht, steht auf einem anderen Blatt.

Interessant ist es immer wieder zu sehen, welche Einstellung gewisse Patienten gegenüber dem Geld hegen und wie sie damit umgehen. Ein jüngerer Mann, der mir manche Rechnungen schuldig geblieben ist, erzählte mir einmal voller Freude, dass er von seiner Mutter eintausend Schweizer Franken geschenkt bekommen habe und meinte dann: „Nun kann ich wenigstens den Psychiater meiner Ehefrau bezahlen!“ Als mir eine Patientin eine größere Rechnung über Monaten schuldig geblieben war, sagte ich ihr, sie solle wenigstens den Betrag einzahlen, den sie von der Krankenkasse bekommen hatte. Sie meinte darauf aber, dass sie das Geld bereits ausgegeben habe, sie habe damit ihren Zahnarzt bezahlt.

Eine junge Patientin aus Übersee war nicht auf Rosen gebettet und hatte offenbar auch Mühe, mit dem wenigen zur Verfügung stehenden Geld umzugehen. Auch sie blieb mir einen größeren Betrag schuldig. Ich machte ihr das Angebot, wenigstens 90 % des von der Kasse bezahlten Betrages in Raten abzuzahlen. Sie ging freudig darauf ein und überwies mir lange jeden Monat zehn Franken! Ich sagte meiner Angestellten, dass diese Patientin noch ein Teil meiner Altersvorsorge werde!

Eine ältere Frau, die zu Hause offenbar ein chaotisches Durcheinander hatte, fand meinen Einzahlungsschein nicht mehr und bat um einen neuen. Dieser wurde ihr sogleich gesandt, doch fand sie es nötig, mich am darauffolgenden Tag zu Hause anzurufen und mir mitzuteilen, dass der Einzahlungsschein eingetroffen sei!

Ein jüngerer Patient gab seiner Enttäuschung über eine frühere Therapeutin Ausdruck, die ihm angeboten habe, er könne mit ihr zu jeder Tages- und Nachtzeit telefonieren, wenn es ihm schlecht gehe oder er suizidale Absichten habe. Er habe einmal davon Gebrauch gemacht und mit ihr nachts fast eine Stunde telefoniert. Die Therapeutin habe ihm dafür eine „saftige Rechnung“ zukommen lassen. Der Patient hatte allen Ernstes geglaubt, dass dieses Angebot der Therapeutin rein freundschaftlich gemeint sei und dass sie so etwas niemals in Rechnung stellen würde.

Manchmal fühle ich mich aber nicht nur durch einzelne Patienten geprellt, sondern auch durch Institutionen. Vor etlichen Jahren bat mich ein Gericht einer ausländischen Großstadt um ein Gutachten über eine Patientin. Da ich nicht annehmen konnte, dass ich von einem Gericht übers Ohr gehauen würde, habe ich das Gutachten ordnungsgemäß verfasst und abgeliefert sowie eine entsprechende Rechnung beigelegt. Das Gericht weigerte sich, mir diese Rechnung zu bezahlen, d. h., es bezahlte nur einen Teilbetrag, der auf einem ungefähren Stundenansatz von fünfzig Euro beruhte. Bei einem solchen Stundenansatz hätte es schon damals nicht einmal gereicht, um sämtliche Praxisunkosten aufzuwiegen.

Freilich existiert auch eine andere Seite der Medaille, wenn auch eine viel seltenere. Ein finanziell bestens situierter Unternehmer kam mit seiner Tochter in die psychiatrische Universitätsklinik, in der ich damals gearbeitet hatte. Die junge Frau litt an schweren Depressionen. Sie hatte zuvor schon die verschiedensten Spezialisten im In- und Ausland aufgesucht, aber erfolglos. Meinem Chef gelang es, sie zu heilen. Der hocherfreute Vater war so dankbar, dass er eine Stiftung gründete zugunsten der Klinik Es handelte sich um einen namhaften Betrag, mit welchem hervorragende, neue wissenschaftliche Arbeiten auf dem Gebiet der Depressionsforschung geehrt wurden, d. h., junge Forschende wurden mit einem Preis ausgezeichnet.

Auch ich selbst habe – allerdings in einem viel bescheideneren Rahmen – etwas Ähnliches erlebt. Eine junge Frau wurde während meiner ambulanten Therapie von ihrer Depression geheilt nach relativ kurzer Zeit. Ihr ebenfalls vermögender Vater wollte mir einen größeren Geldbetrag überweisen zu meinem persönlichen Gebrauch. Ich bedankte mich höflich, wollte mich aber nicht zusätzlich zu den gestellten und bezahlten Rechnungen bereichern und schlug ihm vor, die Summe an eine private psychiatrische Institution zu überweisen, von der ich wusste, dass sie in Geldnöten steckte. Dies geschah auch.

Im Rahmen einer psychiatrischen Fortbildung, in der nicht nur psychologische Themen im engeren Sinn auf dem Programm standen, berichtete ein Ethnologe von einer Volksgruppe im Ausland, bei der es üblich war, bei gewissen Anlässen barfuß über glühende Kohlen zu gehen, ohne Verbrennungen zu erleiden. In der anschließenden Diskussion wurde der Referent von einem Chirurgen gefragt, warum er es nicht auch versucht habe, über die Kohlen zu gehen. Dieser erwiderte nur: „Ich hatte einen Forschungsauftrag!“ Der Chirurg sagte darauf etwas ironisch: „Das verdammte Geld!“

Das Kreuz mit der Invalidenversicherung

Während Versicherungen bis vor etwa zwei Jahrzehnten ohne komplizierte, lang dauernde Verfahren ihren Pflichten nachgekommen sind, hat sich dies in letzter Zeit deutlich geändert. Natürlich gibt es dafür Gründe; immer mehr Menschen drängen auf Versicherungsleistungen, die manchmal nur schwer zu rechtfertigen sind; sicher hat auch die Erwartungshaltung in unserer Wohlstandsgesellschaft zugenommen. Auch sind diejenigen zu berücksichtigen, die mit Absicht falsche Angaben machen und somit Versicherungsbetrug begehen. Allerdings kam dies auch schon im letzten Jahrhundert vor, vielleicht hat man diesem Sachverhalt lange (zu) wenig Beachtung geschenkt. Aber zwischen Leichtgläubigkeit und einem Generalverdacht gegenüber den Versicherten liegt eine weite Spanne. Wünschenswert wäre eigentlich hier – wie auch in anderen Belangen – ein goldener Mittelweg (den es aber nicht mehr zu geben scheint)!

Das folgende Beispiel soll dartun, dass sich gewisse Versicherungen, insbesondere die Invalidenversicherung, im Gesundheitsbereich ausgesprochen schwertun mit einer fairen, dem Patienten gerecht werdenden Beurteilung. Auch der Zeitfaktor darf hier nicht unerwähnt bleiben: Wenn zwischen der Anmeldung bei der Versicherung und der Auszahlung einer Rente an den Patienten mehrere Jahre vergehen, so stimmt einiges nicht!

Eine etwa 30-jährige Patientin begann bei mir vor Jahren eine Therapie. Sie litt an depressiven Symptomen, wie z. B. Schlafstörungen, Suizidgedanken sowie Panikattacken. Eine wesentliche Rolle spielten von Anfang an Schmerzen im Bauchbereich, nachdem sie schon mehrere Operationen hinter sich hatte. Sie bezog bereits eine Invalidenrente (50 %), als sie zu mir in regelmäßige Behandlung kam. Mithilfe von Gesprächen und mit diversen Psychopharmaka wurde ihr Leiden erträglicher und aushaltbarer, es konnte aber nie geheilt werden, sodass die Behandlung viele Jahre andauerte, weil es um eine „Begleitung" einer chronisch Kranken ging. Zur psychischen Krankheit kamen weitere Leiden hinzu. Sie begann schon in jungen Jahren, an einer beidseitigen Schwerhörigkeit zu leiden, aufgrund derer sie dringend ein Hörgerät benötigte. Auch kamen weitere Bauchoperationen hinzu, die zum Teil wegen Narben und wegen Hernien durchgeführt wurden, zum Teil aus nicht immer nachvollziehbaren Gründen. Je öfter sie sich unters Messer begab, desto mehr litt sie an chronischen Bauchschmerzen, die auch wieder mit weiteren Pharmaka (Schmerzmitteln) behandelt werden mussten. Mit der Zeit war die Patientin nicht einmal mehr in der Lage, ihren Haushalt (mit zwei Kindern) selbstständig zu führen. Im Lauf der Jahre hatte sie viele Ärzte konsultiert: Chirurgen, Neurologen, Orthopäden, Rheumatologen, Hals-Nasen-Ohren-Ärzte und andere Spezialisten.

Nach etwa elf Jahren wurde ihre Invalidenrente sang- und klanglos gestrichen, ohne den behandelnden Psychiater zu konsultieren. Ein von der Versicherung ausgewähltes Gremium von Spezialisten erklärte die Patientin unterschiedlich von 80 bis zu 95 % arbeitsfähig, sodass sie wenig später auf Sozialhilfe angewiesen war. Die Patientin war verzweifelt und hat sich nach einer gewissen Frist wieder bei der Invalidenversicherung angemeldet zu einer Neubeurteilung, und zwar mithilfe eines Anwalts ihrer Rechtsschutzversicherung. Das Zustandsbild hatte sich insgesamt im Laufe der Jahre keineswegs verbessert, sondern verschlechtert. Endlich – nachdem inzwischen drei weitere Jahre vergangen waren, erhielt ich eine offizielle Anfrage der Versicherung, ein gewöhnliches Formular ohne weiteren Kommentar, als ob in den vergangenen Jahren nichts geschehen wäre. Statt dieses auszufüllen, schrieb ich einen ausführlichen Bericht und sprach mich für eine nur zehn bis zwanzig prozentige theoretische Arbeitsfähigkeit aus! Mein Bericht fiel natürlich nicht auf fruchtbaren Boden und wurde von der Versicherung nicht akzeptiert! Die Invalidenversicherung weigerte sich sogar, meinen Bericht zu bezahlen, sodass ich meinerseits einen Anwalt einschalten musste (mit einem Teilerfolg).

Nun begann alles nochmals von vorn: Die Patientin wurde erneut von einer offiziellen Begutachtungsstelle von sieben Spezialärzten in einer hundert Kilometer entfernten Stadt begutachtet. Das Gutachten umfasste weit über einhundert Seiten und der Anwalt bat mich, dazu Stellung zu nehmen. Es wurde der Patientin eine Arbeitsunfähigkeit von lediglich 18 % attestiert, und meine Ausführungen und meine Therapien wurden kritisiert und infrage gestellt. Der psychiatrische Gutachter stellte eine für die Patientin negative Theorie auf, gemäß der die Kranke zuerst Tranquillizer eingenommen habe und erst danach (als „Nebenwirkung") an Panikattacken zu leiden begonnen hätte! Dass aber der Blutspiegel für den Tranquillizer negativ ausgefallen sei, ließ ihn nicht aufhorchen. Er legte diese Tatsache für die Patientin wieder negativ aus, indem er behauptete, vielleicht hätte sie kaum Panikattacken und daher die Medikamente gar nicht einnehmen müssen! Ich ließ nun meinerseits den zur Diskussion stehenden Blutspiegel bestimmen in einem großen, bekannten Labor. Diese Untersuchung ergab genau das von mir Erwartete: die Patientin nahm dieses von mir verordnete Medikament regelmäßig ein, und das Resultat entsprach auch der richtigen Dosierung!

Überdies wurde im Gutachten (nicht zum ersten Mal) von einem sehr theoretischen Standpunkt ausgegangen. Die Patientin müsse bei einer geforderten beruflichen Tätigkeit geschont werden: Sie brauche längere Ruhepausen, sie könne nichts Schweres tragen, auch dem schmerzenden Bauch, dem seit Jahren Beschwerde auslösenden Knie und der einen Hand müsse Rechnung getragen werden (als ob es in der freien Wirtschaft eine solche Stelle gäbe).

Die Patientin – mittlerweise Mitte vierzig – kann nie eine ihr entsprechende Stelle finden auf dem freien Arbeitsmarkt. An dieser Tatsache ist auch die Invalidenversicherung mitschuldig, da sie im Gutachten indirekt zugab, dass die Patientin – aus der Sicht der Versicherung – ihre Rente über 10 Jahre lang zu Unrecht bezogen habe. Die vorgeschriebenen Rentenrevisionen haben in dieser Zeitspanne nie stattgefunden!

Inzwischen hat die Patientin den Fall weitergezogen an das Sozialversicherungsgericht, das ablehnend entschieden hat. Der Anwalt riet der Patientin davon ab, an das Bundesgericht zu gelangen, da die Erfolgschancen zu gering seien. Da die Patientin sich erneut einer Operation unterziehen musste, wird die – psychisch und somatisch – chronisch Kranke in einiger Zeit sich erneut bei der Invalidenversicherung anmelden. Das Ganze beginnt dann wieder von vorne!

Der „Freitod“

Dieser Begriff wird vor allem von Sterbebegleitorganisationen verwendet. Er soll besagen, dass der oder die Betreffende zu sterben wünscht auf sanfte Art, meist mithilfe eines selbstapplizierten Medikamentes (einem Barbiturat). Der Ausdruck Suizid oder Selbstmord wird nie gebraucht. Der letztere Ausdruck wird zu Recht vermieden, da „Mord“ eine böswillige Gesinnung voraussetzt. Suizid oder Selbsttötung sind aber neutrale Begriffe, die in jedem Fall richtig sind, da sich kein Mensch wirklich „frei“ und „willig“ von dieser Welt verabschieden möchte.

Der 63-jährige Patient wurde mir von seinem Hausarzt überwiesen. Er war „polymorbid“, d. h., er hatte mehrere körperliche und seelische Krankheiten. Nebst einem Diabetes (Zuckerkrankheit) litt er an einer manisch-depressiven Erkrankung und einer Alkoholabhängigkeit. Er kam zu mir, nachdem er 17 Jahre intensiv von einem mir bekannten Kollegen behandelt und betreut worden war. Auslöser für eine – auch therapeutische – Neuorientierung war der Trennungswunsch seiner Ehefrau, mit der er über 30 Jahre verheiratet war. Er schien sich aber bald recht gut an die neue Situation zu gewöhnen, an das Alleinleben, an sein Single-Dasein. Auch intensivierte er seine Kontakte zu seinem längst erwachsenen Sohn. Wegen seiner multiplen Leiden, von denen ich nur einige aufgeführt habe, musste der Patient viele Medikamente täglich einnehmen, zeitweise waren es gegen 20 verschiedene Arzneimittel.

Er klagte von Anfang an über Suizidgedanken, „fehlende Kraft“ und „gewisse Ängste“. Er konnte sich aber durchaus auch freuen, z. B. an seinen Enkelkindern. Diese würden ihn sogar von einem Suizid abhalten. Zudem klagte er auch über Ein- und Durchschlafstörungen sowie Gehstörungen und Gelenkschmerzen, wegen derer er auch in spezialärztlicher Behandlung war. Auch wenn er unter diesen Beschwerden litt, konnte er mich regelmäßig in meiner Praxis aufsuchen, die er jeweils ohne Stock und aufrechten Ganges betrat.

Trotz seiner Aussagen bezüglich Enkel und Suizidalität war der Patient als suizidgefährdet einzuschätzen: Sowohl Alkoholiker als auch Manisch-Depressive gehören zu den am meisten gefährdeten Risikogruppen betreffend Suizid. Nach etwa acht Monaten Therapie, nachdem sich manche körperliche Beschwerden eher verschlimmert hatten, begann er vermehrt, über Suizidabsichten und -pläne zu reden. Er wurde Mitglied einer Sterbehilfeorganisation und sagte in der Therapie unmissverständlich, dass er aus dem Leben scheiden möchte. Während der Behandlung bei mir war er nie manisch, und auch das Alkoholproblem schien nicht mehr im Vordergrund zu stehen.

Sein Hausarzt und ich erhielten offizielle Anfragen der Organisation: Wir sollten Stellung beziehen zu den

Krankheiten des Patienten, zu seinem Allgemeinzustand, zu seiner Urteilsfähigkeit und ob wir bei seinem geplanten Suizid behilflich sein könnten. Letzteres wurde von uns beiden abgelehnt. Seine Noch-Ehefrau, die ich ebenfalls in meiner Praxis gesprochen hatte, verhielt sich bezüglich des Suizidwunsches ihres Partners auffallend zurückhaltend, d. h., sie schien ihn zu respektieren.

Naturgemäß wird ein solcher Suizidwunsch nicht von einem Tag auf den andern erfüllt. Der Patient wurde zu eigenen Gutachtern der Sterbehilfeorganisation geschickt, und alles schien sich in die Länge zu ziehen. Dies war umso auffälliger, als er sich immer ungeduldiger verhielt; er machte mir Vorwürfe, ich würde seinen Suizidwunsch torpedieren und falsche Angaben machen. Ich verwahrte mich natürlich gegen diese unwahren Anschuldigungen. Er wurde aber immer weniger kooperativ und weigerte sich auch, eine psychiatrische Klinik aufzusuchen, um sich einmal mehr einer stationären Behandlung zu unterziehen. Bei der letzten Unterredung mit mir sagte er in gehässigem Tonfall, er habe jetzt endgültig genug von seinen Arthroseschmerzen im Kniegelenk! Inzwischen war von der Sterbehilfeorganisation alles Notwendige in die Wege geleitet worden, und sein Suizidwunsch wurde in die Tat umgesetzt, etwa 15 Monate nach meinem Behandlungsbeginn.

Während vieler Jahre war mein Patient bei einem mir gut bekannten Kollegen in Therapie. Ich habe mit ihm Kontakt aufgenommen, und er hat mir Folgendes berichtet:

Das Suizidthema zog sich wie ein roter Faden durch die therapeutischen Gespräche. Die assoziative Verknüpfung von Hass (im Tonfall) und Schmerzen im Kniegelenk ließen ihn vermuten, der Patient habe sich vor weiter zunehmenden Schmerzen, im Grunde vor Trennungsschmerzen gefürchtet, ebenso vor weiteren mit der Trennung einhergehenden Gefühlen, vor allem Hassgefühlen. Wohl schon früher dürfte er mit Hassgefühlen reagiert haben, wenn eine geliebte Person sich von ihm trennte oder auf Distanz ging. Hassgefühle nach einer Trennung waren auch die notwendige Bedingung, anderen Menschen Schmerzen zuzufügen, gewöhnlich zur eigenen Entlastung. Die mörderische Wut, eine Art Rache, bewirkte wohl ein schmerzliches Dilemma: Sie würde eine geliebte Person treffen, im letzten Lebensabschnitt seine Ehefrau. Wollte er dies wirklich? Oder war sein Suizid vielleicht ein letzter und lange in Reserve gehaltener Ausweg, durch den er geliebte „Objekte" wie seine Ehefrau schon immer vor Schlimmerem zu schützen versuchte?

Bei einem Suizid, auch wenn er minutiös geplant ist und sogar offiziellen Charakter hat, tauchen immer Fragen auf, die unbeantwortet bleiben werden:

War der Patient wirklich voll urteilsfähig, trotz seiner multiplen Erkrankungen, trotz seiner depressiven Symptome?

Hätte ein Aufenthalt in einer psychiatrischen Klinik ihn noch umstimmen können? Falls ja, für wie lange?

Hätte ihm vielleicht doch noch – mit anderen Mitteln und Methoden – geholfen werden können?

Hätte er einmal von allen Medikamenten „befreit" werden müssen (mit Ausnahme des Diabetesmittels und eines Antidepressivums), d. h., hätte sich unter klinischen Bedingungen ein Versuch gelohnt, die meisten Medikamente langsam abzubauen und „auszuschleichen"?

Ich weiß es nicht.

Überkorrekt und überhöflich

Er drückte mit mir die Schulbank in den Gymnasialklassen bis zum Abitur – David, bei welchem gewisse Besonderheiten auffielen: ein hochintelligenter junger Mann, der besonders in Geschichte und in alten und neuen Sprachen brillierte. Mit den mathematisch-technischen Fächern konnte er nicht viel anfangen, sie interessierten ihn einfach nicht. Er war stets korrekt gekleidet, er trug täglich einen anderen Anzug mit Krawatte. Es ist vielleicht kein Zufall, weil er ursprünglich aus England stammte und eben der perfekte Gentleman war. Er legte auch keinen Wert auf Sport und hatte dafür keinerlei Interesse. Er war ein Einzelkind, sein Vater hatte eine leitende Stellung in der Industrie. David war irgendwie einsam und ein Aussenseiter, aber nicht unbeliebt. Man lächelte zwar über ihn, aber er wurde trotzdem geachtet, und man hatte Respekt vor ihm. Damit zusammen hing nicht nur sein stupendes Wissen und seine Begabungen, sondern seine stets mehr als korrekte, sehr höfliche Art, mit der er auch seinen Mitschülern begegnete. Seine Stimmungslage dürfte ähnlich gewesen sein: Stets wie sie eben sein sollte und wie es sich gehörte. Fröhlich oder ausgelassen habe ich ihn aber nie erlebt. Auf der Abiturreise zeigte sich, dass er nur wenig Alkohol vertrug: Nach wenigen Gläsern Schaumwein begann er wegen einer Lappalie zu weinen und zeigte offensichtlich das Bild eines „trunkenen Elends“ .

Auch ich bewunderte ihn, musste aber auch oft lächeln, manchmal nur innerlich – über seine Art, sein Leben zu leben, ohne es wirklich genießen zu können. Ich hatte insofern eine etwas intensivere Beziehung als die meisten anderen Klassenkameraden, als ich ihn manchmal zu Hause besuchte, wo wir über unsere Zukunft und über philosophisch-historische Probleme diskutierten. Bei letzterem Thema wurde mir immer bewusst, dass er mir in punkto Wissen weit überlegen war.

Bei solchen Gelegenheiten lernte ich auch seine Eltern kennen. Seine Mutter, eher unscheinbar, war eine intelligente Frau, die ihren Sohn, ein Einzelkind, zu verwöhnen schien. Den Vater sah ich jeweils nur kurz vor meinem Aufbruch, wenn er um 17 Uhr nach Hause kam und als erstes seinen Whisky trinken wollte. Er war eine imposante Persönlichkeit und wusste Interessantes zu erzählen, besonders wenn der Whisky seine Zunge zusätzlich etwas gelöst hatte.

Über die Jahre habe ich David aus den Augen verloren. Ich wusste nur, dass er mit Erfolg Jus studiert und eine gutbezahlte Arbeitsstelle in einer bedeutenden Firma innehatte. Eines Tages – ich war Assistent in der hiesigen psychiatrischen Klinik – sah ich ihn durch den Garten gehen, natürlich korrekt gekleidet wie eh und je. Was er wohl hier zu suchen hatte? Er hatte mich aber nicht bemerkt, und ich hatte die Vermutung, dass er wohl seinen Vater auf der Privatabteilung besuchte: Meine Phantasie tippte auf Alkoholabhängigkeit wegen des mir noch in Erinnerung gebliebenen Whiskykonsums. Wenige Tage später sah ich David wieder im Klinikareal. Dieses Mal sprach ich ihn an. Meine Phantasie erwies sich als ganz falsch. Nicht sein Vater, sondern er selbst war Patient in der Privatabteilung wegen eines Alkoholproblems!

Wenig später wurde er entlassen. Er konnte seine Arbeit wieder aufnehmen und offenbar zur Zufriedenheit seiner Vorgesetzten versehen. In der Folgezeit versuchte ich den privaten Kontakt wieder aufzunehmen, und ich habe ihn dann – ich war inzwischen verheiratet – mehrmals zu mir nach Hause eingeladen. Die Gespräche bei mir verliefen grundsätzlich ähnlich wie früher zur Schulzeit – unverbindlich. David erschien jeweils pünktlich und brachte meiner Frau Blumen mit. Er war offensichtlich nie Beziehungen eingegangen, weder mit einer Freundin noch mit einem Freund.

Als unser erstes Kind geboren wurde, schickte er Blumen. Nach weiteren Jahren bekam meine Frau ihr zweites Kind. Obschon wir ihm auch dieses Mal eine Geburtsanzeige geschickt hatten, bekamen wir keine Antwort. Wenig später erfuhr ich, dass er – allein, einsam und beziehungsunfähig – zu Tode gekommen war. Er hatte sich in seiner Wohnung das Leben genommen!

Der müde Therapeut

Sie war noch jung, stark übergewichtig, verlangsamt, und ihre Sprache war monoton. Damit nicht genug: Sie wiederholte sich des Öftern im Gespräch. Überdies war sie – wenn ich es höflich ausdrücken darf – nicht besonders intelligent. Warum sie zu mir kam? Gute Frage: Einerseits wegen gewisser Schwierigkeiten am Arbeitsplatz, andererseits wollte sie abnehmen. Der Kontakt zu ihr war nur mäßig gut – dies beruhte auf Gegenseitigkeit. Zwei Beispiele: Bevor sie in mein Besprechungszimmer kam, hatte sie großen Wert darauf gelegt, sich wiegen zu können. Dies durfte sie auch. Aber: Erstens zeigte ihr Gewicht immer dieselbe Zahl an, etwa 130 kg, und zweitens hatte sie die Angewohnheit auf der Waage stehen zu bleiben und längere Zeit darauf zu starren! So lange, bis ich sie aufforderte „abzusteigen" und zu mir ins gegenüberliegende Zimmer zu kommen. Dies trug mir bereits den Vorwurf ein, ich sei zu ungeduldig. Dieses Ritual wiederholte sich regelmäßig im genau gleichen Stil!

Sie hielt mir eines Tages vor, ich sei zu neutral, sei ihr gegenüber „trocken" und wenig entgegenkommend. Wie sie das meine, fragte ich sie und wollte es etwas genauer wissen. Sie antwortete, dass ich sie nie streicheln und keine körperliche Nähe zulassen würde! Ich versuchte ihr zu erklären, warum dies nicht möglich sei, warum so etwas völlig unzulässig sei und einer seriösen Therapie widerspräche!

Da sie von auswärts kam, wurde immer ein früher Nachmittagstermin vereinbart, der ihr am besten passte. Dieser hatte den Nachteil, dass ich mich manchmal müde fühlte während der Gespräche. Die Tatsache, dass sie langsam und monoton sprach, sich oft wiederholte, trug auch nicht dazu bei, mein Interesse zu entfachen und mich wach zu halten. Das Schlimmste, das einem Psychiater passieren kann, ist es, während einer Sitzung einzuschlafen. Während dies schon bei andern Therapeuten vorgekommen sein soll – zumindest laut Berichten verschiedener Patienten – ist mir dies zum Glück noch nie passiert.

An einem bestimmten Nachmittag war ich wirklich müde und hatte wirklich Mühe, wach zu bleiben. Die Patientin schien zu bemerken, dass etwas nicht mit mir stimmte, dass ich für sie nicht so erschien wie sonst üblich. Sie fragte mich deshalb, ob es mir nicht gut gehe. Ich gab ihr eine ehrliche Antwort: „Doch, es geht mir gut, ich bin nur etwas müde". Ob dieser Antwort reagierte sie ganz entsetzt: „Was? – Sie sind müde! Sie müssen ja nur zuhören!"

Ist Demenz schwer zu diagnostizieren?

Es ist schon nicht ganz so einfach, wie es auf den ersten Blick erscheint. Die Formel „jemand, der alles vergisst“ greift viel zu kurz. Ganz abgesehen davon, dass eine gewisse Vergesslichkeit nicht der Anfang einer Demenz sein muss. Auf die verschiedenen Formen der Krankheit, die diversen Typen, wird in diesem Rahmen nicht eingegangen (am bekanntesten ist die Alzheimerkrankheit). Kognitive Störungen können auch bei Depressionen auftreten. Beim Beginn einer Demenz sind nicht selten Fehlhandlungen bemerkbar, bevor eine eigentliche Vergesslichkeit auftritt. Als Beispiel für eine Fehlhandlung sei eine Hausfrau erwähnt, die Besuch hat, ein Essen vorbereitet und das Rindsfilet roh auftischt. Nicht, weil sie vergessen hat es zu kochen, sondern weil sie es als normal empfindet und zumindest am Anfang gar nicht merkt, dass ihr etwas Peinliches passiert ist.

Vor Jahren bekam ich den Auftrag, ein zivilrechtliches Gutachten zu erstellen im Zusammenhang mit einer dementen Frau. Es ging um Folgendes: Eine über 80-jährige vermögende Frau wurde immer wieder von einem jungen Nachbarn besucht, der ihr seine Hilfe anbot. Er besorgte Einkäufe für sie, half ihr im Haushalt und machte sich in seiner Freizeit immer wieder nützlich. Eines Tages kam die alte Dame auf die Idee, sich dem jungen Helfer gegenüber erkenntlich zu zeigen. Sie schenkte ihm einen Großteil ihres Vermögens, eine sechsstellige Zahl in Euro! Dieser nahm die Summe dankbar an und zunächst geschah gar nichts. Doch einige Zeit später bekamen die Angehörigen der Frau mit, dass diverse Bankkonten massiv geschrumpft waren. Nun begannen die Nachforschungen, und alles kam ins Rollen. Juristen und Anwälte kamen ins Spiel, und schließlich erteilte die Vormundschaftsbehörde den Gutachtensauftrag. Eine Demenz der Patientin lag eindeutig vor, sie war leicht zu beurteilen und zu diagnostizieren. Das Problem war ein anderes. Mittlerweile war mehr als ein Jahr vergangen, seit die großzügige Frau besagte Summe verschenkt hatte. Die offizielle Frage lautete also nicht primär: Ist diese Frau dement? Sondern: War sie schon vor ein bis zwei Jahren dement, d. h., war sie schon damals nicht mehr urteilsfähig? Dies war wesentlich schwieriger zu beurteilen. Dafür brauchte es einen enormen Zeitaufwand, da viele Personen aus dem Umkreis der Dame befragt werden mussten, Bekannte, Verwandte, Freunde, Bankangestellte und Nachbarn.

Das Fazit war folgendes: Im 30 Seiten umfassenden Gutachten kamen wir zum Schluss, dass die Dame mit größter Wahrscheinlichkeit schon vor ein bis zwei Jahren dement und somit nicht urteilsfähig war. Der junge Mann musste den Betrag zurückbezahlen!

Tot – und wieder auferstanden

Es war einmal eine Familie, die lebte glücklich und zufrieden auf dem Lande. Die vier Kinder waren im Schulalter, die Mutter besorgte den Haushalt, und der Vater versah eine Stelle als Sozialarbeiter innerhalb einer kirchlichen Institution.

Eines Tages geschah ein schreckliches Unglück: Die Mutter, welche ihre Kinder zu einem Treffpunkt für einen Ausflug gefahren hatte, war auf dem Rückweg nach Hause, als ein ihr entgegenkommender Fahrer eines BMW auf die Gegenfahrbahn geriet und frontal mit ihrem VW zusammenprallte. Die Mutter wurde schwerverletzt ins nächste Spital gebracht, wo ein Schädel-Hirn-Trauma festgestellt wurde. Sie war wochenlang bewusstlos, und als man einmal mehr – nach insgesamt sechs Wochen – ein EEG durchführte (Hirnstrombild), war keine Hirnaktivität mehr vorhanden. Die Frau wurde für tot erklärt (hirntot), wurde aber am Beatmungsgerät belassen, da ein Feiertag unmittelbar bevorstand. Für den übernächsten Tag war vorgesehen, die Patientin von den Geräten zu nehmen und eine Obduktion vorzunehmen, falls die Angehörigen ihre Einwilligung geben sollten. Das bevorstehende Procedere wurde noch vor dem Feiertag genau besprochen und von zwei unabhängigen Oberärzten sowie von der Klinikleitung abgesegnet. Als nun am übernächsten Morgen der Assistenzarzt die unangenehme Aufgabe hatte, die Geräte abzustellen, kam er auf die Idee, doch noch einmal nachzuprüfen, ob das EEG wirklich keinerlei Zeichen einer Hirnaktivität zeigte. Und siehe da: Das EEG zeigte nicht mehr den Hirntod an, sondern es gab Anzeichen für eine – wenn auch sehr bescheidene – Hirnaktivität. Der Assistent alarmierte sofort seine Vorgesetzten, und alles begann wieder von vorne. Die noch vor wenigen Stunden für tot erklärte Frau wurde zur lebenden Patientin, und alle erforderlichen Maßnahmen, die auf einer Intensivstation üblich sind, wurden wieder in die Wege geleitet. Die Patientin wurde wochenlang intensivst behandelt und machte tatsächlich Fortschritte in Richtung Genesung. Nach insgesamt etwa vier Monaten Spitalaufenthalt konnte sie als quasi gesunde und geheilte Frau nach Hause gehen.

Zu Hause war die Freude überschwänglich, ja enorm. Ein Wunder war geschehen. Da die Familie sehr religiös war, glaubte man an ein Wunder Gottes. Die tot geglaubte Mutter kehrte wohlauf wieder zu ihren Kindern nach Hause, die „tote" Ehefrau kam zu ihrem überglücklichen Ehemann zurück!

Aber: Das Wunder entpuppte sich mit der Zeit als Beginn einer Familientragödie. Die Frau war nicht mehr dieselbe wie vor dem Unfall. Es zeigte sich mehr und mehr, dass sie schwere psychoorganische Beeinträchtigungen und Symptome davongetragen hatte: Sie litt unter starken Stimmungsschwankungen, hatte Gedächtnisstörungen und Impulsdurchbrüche, sie zeigte auch zeitweise ein aggressives Verhalten, das nicht ihrer ursprünglichen Persönlichkeit entsprach. Dies waren alles Folgen des Unfalls – Folgen einer schweren Hirnverletzung – die ihr aber von außen nicht anzusehen waren. Gerade dieser Umstand erschwerte für den Ehemann die Gesamtsituation noch mehr. Nach außen hin galt die Frau als gesund, glücklich und zufrieden, als geheilt. Je nach persönlicher Glaubensrichtung galt sie entweder als Wunder der Medizin oder als Wunder Gottes, sozusagen als eine Gebetserhörung. Für die ganze Familie folgte eine höchst problematische und schwierige Zeit. Die Kinder konnten besser mit der Situation umgehen als der Ehemann. Dieser entfremdete sich immer mehr von seiner Frau, die er zwar noch immer zu lieben versuchte – er hatte es ja für alle Lebzeiten vor Gott versprochen – aber er fühlte sich immer mehr überfordert mit seiner in Wirklichkeit kranken – nach außen hin aber gesund erscheinenden – Frau, die ihm immer mehr zur Last zu werden drohte.

Nun wurde der Ehemann depressiv und kam in meine Behandlung, nachdem er sich einer Freundin anvertraut hatte, mit der er auch eine Beziehung eingegangen war. Dieses Verhältnis wurde ruchbar, und seine Vorgesetzten erfuhren von seinem „sündigen“ Verhalten. Seine Stelle wurde ihm deswegen gekündigt, und er hatte größte Mühe, eine neue Anstellung zu finden, zumal er inzwischen schon 50 Jahre alt geworden war. Nach jahrelangem Hin und Her – nach Einschalten von mehreren Anwälten, und nach jahrelangem Leidensdruck, der nicht zuletzt auch finanziell bedingt war, gelang ihm schließlich eine Lösung der Problematik. Die Ehefrau, die lange Zeit nicht in eine Scheidung einwilligte, konnte schließlich von deren Unausweichlichkeit überzeugt werden. Mehrere Jahre nach dem Unfall erfolgte die Scheidung, und der Ehemann fand – ebenfalls erst nach etlichen Jahren – wieder eine Anstellung und ein finanzielles Auskommen.

Dieses tragische Schicksal für alle Beteiligten wurde etwas vereinfacht und stark gekürzt wiedergegeben, nicht zuletzt auch aus Datenschutzgründen. Die Geschichte begann wie ein Märchen, das Ende war aber nicht ganz so wie im Märchen.

Zwei erste und zwei letzte Konsultationen

Eine Frau mittleren Alters kommt erstmals in meine kurz zuvor eröffnete Praxis. Sie scheint etwas unsicher und skeptisch zu sein, und bevor sie meine Frage beantwortet, was sie zurzeit am meisten belaste und wo sie der Schuh drückt, schaut sie aufmerksam umher und inspiziert meine Praxisräume. Sie scheint damit nicht zufrieden zu sein. Bevor sie etwas Persönliches von sich bekannt gibt, versucht sie Klartext zu reden: „Wissen Sie, ich muss Ihnen ehrlich gestehen, dass mir Ihre Einrichtung nicht gefällt“. Ich erwidere, dass mir das zwar leid tue, dass ich daran aber nichts ändern könne. Wenn sie sich nur von den Blumen auf dem Tisch gestört fühle, würde ich sie gerne wegstellen, aber an meiner Einrichtung vermag ich ja wohl nichts zu verändern. Sie überlegt eine Weile und sagt dann: „Die Psychiaterin, bei der ich zuvor war, hatte eine ganz andere Einrichtung, anderes Mobiliar, das mir viel besser gefallen hat!“ Auch ich überlege eine Weile, bevor ich ihr sage: „Dafür gibt es eigentlich nur eine Lösung, und zwar eine ganz einfache: Sie begeben sich jetzt wieder in das altbekannte Gefilde, in das Ihnen vertraute Setting zurück, wieder zu Ihrer Psychiaterin.“ Dies versprach sie auch zu tun!

Es wäre möglich, dass die Frau meine Einrichtung dafür „missbrauchte“, um mir zu sagen, dass ich ihr als

Person nicht passe. Dem widerspricht aber die Tatsache, dass sie mich noch kaum wahrgenommen hatte, bevor sie begann, sich über meine Praxis zu beklagen.

Eine Frau mittleren Alters kommt zum ersten Mal in meine Praxis. Sie macht einen frustrierten, unzufriedenen Eindruck. Statt von ihren Beschwerden beginnt sie von ihren schlechten Erfahrungen mit Psychiatern zu berichten. Keiner könne ihr helfen, obschon sie schon mehrere Psychiater und Psychologen „ausprobiert" habe. Niemand habe sie ernst genommen, niemand habe ihr zugehört und niemand habe etwas zur Linderung ihrer depressiven Stimmungslage beigetragen. Im Gegenteil, sie habe den Eindruck, die Besuche bei meinen Kollegen und Kolleginnen hätten ihr mehr geschadet als genützt. Wie viele Psychiater sie denn schon konsultiert habe, frage ich sie – etwas hellhörig geworden. Sie habe schon 24 Psychiater und Therapeuten aufgesucht, sagt sie ohne Hemmungen. Ich denke mir – die „second opinion" in Ehren – aber das geht doch etwas zu weit!

Ich beende das Gespräch vorzeitig und sage ihr, dass, wenn 24 Fachpersonen ihr nicht zu helfen wussten, ich dies auch nicht könne! Auch ich koche nur mit Wasser!

Der Besuch im Kabarett

Eine Frau mittleren Alters ging abends zusammen mit ihrem Partner aus, in eine Kabarettvorstellung. An diesem Abend stand ein Künstler auf der Bühne, der ein Soloprogramm mit Gesang und Gitarre bieten sollte. Da dieser sehr bekannt und beliebt war, wurde der Saal bald gefüllt von einem erwartungsvollen Publikum. Als die Frau mit ihrem Partner das Gebäude betrat sagte er beiläufig zu ihr: „Bei diesem Künstler musst du damit rechnen, dass er einzelne Gäste aus dem Publikum auf die Bühne zu sich holt." Diese Aussage bewirkte, dass sie eine Angst in sich verspürte und ganz plötzlich trat ein starker Schmerz im linken Bein auf, der bis in den Fuß ausstrahlte. Er bewirkte, dass sie nur noch mit großer Mühe an ihren Sitz im Saal humpeln konnte. Für sie war die Vorstellung, vor einem großen Publikum auf die Bühne gerufen zu werden, einfach nur entsetzlich. Während der ganzen Vorstellung verspürte sie diesen starken Schmerz im linken Fuß, und in der Pause konnte sie sich nur mit großer Mühe vom Platz erheben und einige Schritte davonhinken. Die Vorstellung selbst verlief für die Frau ohne Probleme, der Kabarettist holte keine Gäste auf die Bühne, es wurde also niemand „behelligt". Als der Schlussapplaus verebbt war, versuchte die Frau mühsam, mit ihrem Partner das Gebäude zu verlassen. Dies gelang ihr zwar, aber mit einem immer noch starken Schmerz im linken Bein und Fuß. Nach dem Verlassen des Kleintheaters, nach wenigen schmerzvollen Schritten, konnte die Frau plötzlich wieder normal gehen, von einem Augenblick auf den andern: Innerhalb weniger Sekunden war sie wieder völlig schmerzfrei wie zu Beginn des Abends. Es gibt wohl kaum ein klassischeres Beispiel, das dartut, wie Seele und Körper eine Einheit darstellen.

Eine anspruchsvolle Alte

Eine Mittsechzigerin pflegte ihre Mutter liebevoll und aufwendig. Die etwa 90-jährige Frau konnte nicht mehr allein aufstehen, sie war auf Hilfe angewiesen und somit „pflegebedürftig". Die beiden Wohnungen der älteren Damen lagen nur wenige hundert Meter voneinander entfernt. Die Tochter, eine Witwe ohne finanzielle Probleme, beschäftigte sich den ganzen Tag mit ihrer Mutter, die immer wieder Sonderwünsche äußerte, der Tochter Aufträge erteilte für Besorgungen in der Stadt, im Haushalt und hohe Ansprüche hatte. Dass diese tagsüber ständig für ihre Mutter zur Verfügung stand, war eine Selbstverständlichkeit für die alte Dame. Die Tochter – meine Patientin – fühlte sich von ihrer Mutter drangsaliert, ausgenutzt und schlecht behandelt. Nicht nur die Tatsache, dass die Mutter ausgesprochen undankbar und anspruchsvoll war, störte sie, sondern vor allem auch, dass die Mutter meine Patientin herumkommandierte, mit ihr schimpfte, wenn sie morgens nicht pünktlich zur von der Mutter festgesetzten Zeit erschien oder wenn sie sich zu lange auf der Toilette aufhielt, nicht schnell genug an ihrer Seite auftauchte, wenn diese gerufen hatte. Wegen irgendwelcher Kleinigkeiten konnte sie ausrasten und die Tochter anschreien, wenn ihr irgendeine Lappalie missfiel, sei es, dass das Glas nicht bis obenauf mit Wasser gefüllt war oder ihr Kopfkissen länger als vier

Stunden nicht mehr aufgeschüttelt worden war. Es gab immer nur einen Sündenbock für alles: Die Tochter, ihr unbezahltes Dienstmädchen, das alle ihre Ansprüche und Launen zu erdulden hatte.

Dieser Sachverhalt belastete die Patientin dermaßen, dass sie immer mehr depressiv wurde und mir ganz ergeben, aber doch frustriert von ihrer Mutter berichtete, ohne sich über sie wirklich beklagen zu wollen. Sie begehrte nie auf, wagte ihrer Mutter nicht zu widersprechen, sie konnte ihr kaum etwas entgegnen und wusste sich nicht zur Wehr zu setzen. Das darf man doch nicht gegenüber einer Mutter und schließlich steht schon im Alten Testament geschrieben: „Ehre Vater und Mutter"!

Zwar ermutigte ich meine Patientin, sich nicht mehr alles gefallen zu lassen und Grenzen zu setzen, doch fruchteten meine Interventionen und Vorschläge erschreckend wenig. Ich versuchte auch, ihr mithilfe von Psychopharmaka das Leben etwas zu erleichtern, die depressiv gewordene Stimmung anzuheben und die durch die Sorgen mit der Mutter entstandenen Schlafstörungen zu verbessern, aber all das entpuppte sich als nur wenig hilfreich. Die Tatsache, dass im Lauf der Zeit die Mutter immer noch hinfälliger und anspruchsvoller wurde – ihr Gedächtnis war aber noch durchaus intakt – machte es für die Tochter keineswegs einfacher. Nach etwa zwei Jahren verstarb die Mutter in ihrem Bett zu Hause. Sie war einfach eingeschlafen. sozusagen ganz friedlich, obschon dieses Wort fehl am Platz ist.

Nachdem ich telefonisch vom Ableben der alten Dame erfahren hatte, sah ich der nächsten Sitzung mit der Tochter interessiert entgegen. Ich erwartete eine Frau, die in meiner Fantasie sichtlich entspannt war und die ihr zweijähriges Martyrium abgeschüttelt hatte. Aber meine Vorstellungen waren falsch. Meine Patientin fühlte sich keineswegs erleichtert, sie war noch gleich leidend wie zuvor. Im Gespräch versuchte ich zu verstehen, was diesem Phänomen zugrunde lag. Sie äußerte ganz enttäuscht: „Wissen Sie, es schimpft jetzt niemand mehr mit mir!" Obschon ich natürlich um die Entlastungsdepression wusste – dass z. B. jemand nach einem bestandenen Examen in eine Depression verfällt – war ich trotzdem erstaunt und hätte diese Antwort nicht erwartet! Es dauerte noch einige Zeit, bis meine Patientin in einen „normalen" Alltag zurückfinden konnte.

Ist Schizophrenie heilbar?

Eine alte Faustregel, die auch heute noch mehr oder weniger Gültigkeit hat, besagt, dass etwa ein Drittel aller Schizophrenen „geheilt" werden kann, ein Drittel zeigt immer wieder Symptome, bleibt aber sozial integriert, und das letzte Drittel wird chronisch, d. h., es ist schwer beeinträchtigt und muss häufig hospitalisert werden. Als ich in jungen Jahren Gelegenheit hatte, eine Privatklinik (Chestnut Lodge) in der Nähe von Washington D.C. zu besuchen, die auf Psychosen spezialisiert war, hat man mir dieselbe Grundregel erzählt. Leider hat sich daran bis heute nicht allzu viel geändert, auch wenn andere Therapieansätze angewendet werden und bessere Medikamente mit weniger Nebenwirkungen zur Verfügung stehen. Das folgende Beispiel zeigt eindrücklich, wie wichtig das soziale Umfeld ist bei der Behandlung von Schizophrenen. Die Medikamente sind zwar auch wichtig, aber sie sind nur eine von mehreren tragenden Säulen in der Therapie.

Eine ca. 50-jährige Frau, die zu 100 % berufstätig war, kam regelmäßig in meine Therapie. Im Vordergrund ihrer „Beschwerden" stand ihr Sohn, der an einer schizophrenen Psychose litt. Er wohnte im gleichen Mehrfamilienhaus wie seine Mutter, hatte aber eine eigene Wohnung, in der er sich verkroch. Er ging kaum aus dem Haus, nur wenn er dringend etwas brauchte, das ihm seine Mutter nicht besorgen konnte oder wollte, oder wenn er seinen Psychiater aufsuchen musste. Diesen kannte er seit vielen Jahren. Die Therapie bestand weitgehend darin, dass dem Patienten Medikamente verschrieben wurden. Sein „Gerede" über seine akustischen Halluzinationen, das Stimmenhören interessierte den Therapeuten kaum: „Ich weiß schon, Sie erzählen mir immer dasselbe", soll er jeweils gesagt haben. So berichtete es mir zumindest die Mutter, meine Patientin. Der junge Mann begann nach einiger Zeit, seine Medikamente abzusetzen. Auch stellte er die regelmäßigen Besuche bei seinem Psychiater ein. Er zog sich in der Folge noch mehr in seine Behausung zurück, wurde immer unruhiger, psychotischer, und er wurde auch verbal aggressiv gegen seine Mutter, die ihm jeweils die Einkäufe und Wäsche, die sie ihm besorgte, vor seine Wohnungstür zu stellen hatte. Der junge Mann war angespannt und litt unter Verfolgungsängsten. Als eines Tages eine Schar Kinder vor seinem Fenster lärmte, spielte und laut herumschrie, öffnete er in einer Wut sein Fenster und schrie laut: „Wenn Ihr nicht sofort verschwindet, bringe ich Euch alle um!" Die Szene hatte ein Nachbar mitbekommen, der daraufhin die Polizei alarmierte. Nun nahm alles seinen geregelten Lauf. Diese führte den jungen Mann dem Amtsarzt vor, der eine Zwangseinweisung in die zuständige psychiatrische Klinik veranlasste. Der Schizophrene wurde mehrere Monate stationär behandelt und danach wieder in seine Wohnung nach Hause entlassen.

Wie ging es ihm jetzt? Sein Zustand hatte sich völlig verändert, er verhielt sich im Vergleich zu früher wie ein umgekehrter Handschuh. Das „Stimmenhören" war verschwunden, er war zugänglich geworden und interessierte sich wieder für das Ergehen seiner Mutter. Es schien alles dafür zu sprechen, dass er wieder gesund war. Einen so durchschlagenden Erfolg hatte nicht einmal seine Mutter erwartet. Es kam alles sehr überraschend für sie: Einerseits freute sie sich natürlich über die Veränderung ihres Sprösslings, andererseits war es für sie ungewohnt, nach getaner Arbeit abends einen Sohn in ihrer Wohnung vorzufinden, der auf sie wartete und mit ihr über vieles diskutieren wollte. Sie war verunsichert. Auch sie musste ihr gewohntes Leben umstellen. Nach etlichen Wochen zeichnete sich ein Wandel ab. Der junge Mann schien zu merken, dass er auf die Dauer am normalen Leben doch nicht teilhaben konnte, dass er den Anschluss an die Gesellschaft endgültig verpasst hatte. Er wurde sich bewusst, dass er keine Stelle finden würde, da er seit vielen Jahren krank gewesen war, dass er seine Mutter mit seinem Verhalten nur bedingt erfreuen und dass er keine Partnerin finden konnte. Wozu also alle die Bemühungen? Immer mehr zog er sich wieder in seine Wohnung zurück und kapselte sich ab. Das alte Lied begann wieder von vorne. Er setzte auch die Medikamente ab. Auf die Dauer hatte sich also gar nichts geändert. Nach wenigen Jahren verstarb er im mittleren Alter an einem Tumor.

Die Steuererklärung

Ein Industriearbeiter mittleren Alters wurde mir vom Werkarzt vorgestellt. Ersterer klagte über diverse körperliche Symptome, wie ausgetrocknete Schleimhäute und eine belegte Zunge. Er hegte aber auch Suizidgedanken, wollte sich vor ein fahrendes Auto werfen, um alles wie einen Verkehrsunfall aussehen zu lassen. Eine wirkliche Beziehung zu einer Partnerin oder einem Partner scheint ihm nie gelungen zu sein. Zu den wenigen Verwandten hatte er kaum Kontakt, er war ein Einzelgänger, ein „Eigenbrötler". Nur widerwillig ließ er sich auf ein Gespräch mit einem Psychiater ein, er fand dies „das Allerletzte".

Nach einem längeren Gespräch willigte er in eine stationäre Therapie ein. Dies geschah nicht zuletzt auch deshalb, weil er sich am Arbeitsplatz unwohl fühlte: Er werde ungerecht behandelt von seinen Vorgesetzten, „alles Ausländer", und sie würden ihn „mobben".

Nach dem Klinikaufenthalt fühlte sich der Patient deutlich besser in jeder Beziehung. Er kam zu mir in ambulante Therapie. In den nun folgenden Jahren musste er aber mehrmals in einer psychiatrischen Klinik behandelt werden wegen einer „depressiv-paranoiden Entwicklung", bei einer zwanghaften, querulatorischen Persönlichkeit.

Da er seine Stelle mittlerweile verloren hatte, geriet er in eine finanzielle Notlage. Es sammelte sich ein großer Betrag von Steuerschulden an, die er nicht bezahlen konnte und auch nicht bezahlen wollte. Auch mit der später ausbezahlten Invalidenrente vermochte er seine Steuerschulden nicht zu begleichen. Immer wieder kamen diese Schulden in meiner Therapie zur Sprache, in welcher der Patient eine eigene Theorie zum Besten gab: Er traf ab und zu einen Verwandten, der angeblich eine leitende Stellung beim Staat bekleidete. Dieser habe ihm zu einer Vogel-Strauß-Politik geraten: Eine Steuererklärung habe einfach im Papierkorb zu landen. Der Verwandte soll dies über Jahre mit gutem Erfolg praktiziert haben! Ich erklärte meinem Patienten, dass dies zwar verlockend sei, dass dieses Prozedere aber im realen Leben nie funktionieren könne. Früher oder später werde dies bestimmt negative Folgen haben. Er konnte aber von der Realität nicht überzeugt werden. Er schrieb zwar einen Brief an den zuständigen Regierungsrat, in welchem er um Steuererlass gebeten hatte, jedoch ohne Erfolg. Inzwischen war der geschuldete Betrag auf etwa 20.000 Euro angewachsen.

Von der Steuerverwaltung erhielt er die Ankündigung, dass nun eine Betreibung bevorstehe. Er wurde aber zuvor zu einem Gespräch eingeladen. Der Patient ließ den Termin ungenutzt verstreichen. Gegen die Betreibung hatte er Rechtsvorschlag erhoben und diese abwenden können. Daraufhin wurde ihm eine Verhandlung vor dem Zivilgericht in Aussicht gestellt. Nun wurde er von einem Anwalt beraten, ein offizielles

Gesuch um Steuererlass einzureichen an der zuständigen Stelle (und nicht beim Regierungsrat). Dies tat er aber nicht, weil er immer wieder nach Italien reiste, wo er bei einer ihm bekannten Familie leben durfte für eine gewisse Zeit. Nun erhielt er ein Aufgebot, in dem stand, er habe vor dem Polizeigericht zu erscheinen wegen der Steuerschulden. Da sich der Patient allein auf der Straße unsicher fühlte, suchte er eine Begleitung, um dort erscheinen zu können. Auch zu mir kam er oft in Begleitung, manchmal mit irgendeinem Kind, das er zu hüten hatte. Dieser Sachverhalt führte übrigens zu neuen Problemen, die aber hier nicht Gegenstand unserer Betrachtung sind. Der Patient schrieb daher ans Polizeigericht und bat um „Polizei-Begleitschutz". Umgehend erhielt er Bescheid, dass nicht genügend Personal zur Verfügung stehe, um ihn zum Gericht zu begleiten. Falls er aber nicht zum vereinbarten Termin erscheinen werde, müsse er vorgeführt werden. Dies veranlasste den Patienten zur logischen Bemerkung mir gegenüber: „Offenbar haben sie doch genügend Personal, sonst könnte ich nicht vorgeführt werden"! Er hatte dann doch noch jemanden gefunden, der ihn begleitete. Bei der Verhandlung saßen mehrere Personen mit dem Patienten „zu Gericht": Der Ton sei wenig freundlich, eher sehr bestimmt, harsch, ungeduldig gewesen. Seine Schulden und seine Versäumnisse über Jahre wurden dem Patienten vorgehalten und unter die Nase gerieben. Dieser erwiderte darauf, dass er seit Längerem bei mir in Therapie sei. Offensichtlich hat mich einer der zu Gericht Sitzenden gekannt. Auf alle Fälle – so schilderte es mir der Patient später – änderte sich die Situation schlagartig. Alle seien jetzt plötzlich freundlich, geduldig mit ihm umgegangen: Selbstverständlich habe man großes Verständnis für seine Lage; einen Anteil seiner Schulden könne er ratenweise, monatlich zurückzahlen, und ein großer Teil seiner Steuern werde ihm erlassen werden. Auf sein Angebot, die Strafe „abzusitzen", sei nicht eingegangen worden. So endete eine jahrelange Problematik recht glimpflich, zumindest was die Steuerschulden betrifft.

Aufklärung – aber richtig!

Ich, Chef eines chirurgischen Spitals, habe einen anstrengenden Morgen hinter mir. Meine erste Patientin hat schon um 7.30 Uhr bereit auf dem Operationstisch gelegen, als ich mein Tagwerk begann. Eine Operation ist der andern gefolgt, es sind alle vier keine einfachen Eingriffe gewesen. Es braucht eben Erfahrung und das nötige Know-how, um in kurzer Zeit mehrere schwierige Operationen an einem Morgen zu bewältigen. Es gilt eben immer noch die alte Regel – die aus der Zeit stammt, als es noch keine Narkose gab – dass chirurgische Eingriffe möglichst schnell vor sich gehen müssen.

Nun ist es früher Nachmittag, ca. 13 Uhr. Ich habe Hunger und gehe schnellen Schrittes zum Spitalrestaurant, das zu günstigen Preisen erstaunlich gute Mittagessen anbietet. In der Hitze des Gefechts hatte ich es sogar versäumt, mich umzuziehen. An einer langen Theke gehe ich mit andern Angestellten entlang und belade mein Tablett mit dem ganzen Angebot, das heute besonders vielversprechend aussieht. Am Ende der Theke ist die Kasse, an der meist eine junge Italienerin oder Spanierin das Geld einzieht oder alles auf der Kreditkarte abbucht. Endlich ist es so weit. Die Kassiererin fragt mich mit italienischem Akzent nach meinem Personalausweis. Den habe ich natürlich in meinem Büro in der Kitteltasche zurückgelassen. „Ich bedaure sehr, aber den kann ich Ihnen jetzt nicht vorweisen“, sage ich lächelnd zu der jungen Dame. Ich esse schließlich jeden Tag hier zu Mittag, und die Frau an der Kasse kommt mir sehr bekannt vor. Sie mustert mich streng und sagt, sie habe neuerdings strikte Anweisung, niemanden mehr zum Essen zuzulassen, der nicht seinen Personalausweis vorweist. Ich denke, sie erlaubt sich einen Scherz (obschon es kein guter ist). Sie schreitet aber zur Tat und nimmt mir das mit Essen gefüllte Tablett weg und stellt es hinter sich auf einen Abstellplatz. „Der Nächste bitte“, höre ich sie noch sagen.

Nun packt mich eine ungeheure Wut. Wenn mir Unrecht geschieht, kann ich toben und so laut schreien, dass es sogar einem Durchschnittschirurgen durch Mark und Bein fährt. Ich schreie sie lauthals an, was sie sich eigentlich erlaube, ob sie von Sinnen sei, sie solle mir gefälligst sofort mein Essen zurückgeben. In der Kantine ist es inzwischen mucksmäuschenstill geworden: Alle haben mit dem Essen innegehalten und starren auf das Geschehen an der Kasse. Während ich weiter meinem Zorn Ausdruck verleihe und der Kassiererin Dinge an den Kopf werfe, die nicht alle politisch korrekt sind, kommt eine Dame ruhig auf mich zu – sie ist Mitglied der Spitaldirektion – und gibt mir mein Essen zurück. Sie sagt nur zu mir: „Beruhigen Sie sich doch, selbstverständlich erhalten Sie Ihr Essen zurück“!

Was ich nicht gewusst habe, ist der folgende Sachverhalt: Wegen der guten Mahlzeiten, die günstig zu erhalten waren, haben sich immer mehr Unbefugte – also keine Spitalangestellten – unter die Leute gemischt und von den günstigen Preisen profitiert. Die Spitaldirektion wollte dem Treiben ein Ende setzen und beschloss, die in der Schlange Stehenden streng zu kontrollieren: Das Personal – die Kassiererinnen – wurden angewiesen, in jedem Fall nur noch Leute an der Kasse bezahlen zu lassen, die ihren Personalausweis vorweisen. Ausnahmen wurden offenbar nicht ins Auge gefasst. So gesehen ist es nur eine Frage der Zeit gewesen, bis sich ein solcher Vorfall geradezu ereignen musste!

Einige Jahre früher geschah etwas grundsätzlich Ähnliches in einer Fernsehsendung, bei der sich psychiatrische Patienten beschweren konnten. Sie hatten Gelegenheit, ihrer Unzufriedenheit mit der Therapie des betreffenden Psychiaters Ausdruck zu verleihen. Es ging sowohl um stationäre als auch um ambulante Kranke. Einzige Bedingung, die ihnen auferlegt wurde: Sie durften den Namen des Therapeuten auf keinen Fall nennen. Gespannt und neugierig schaute ich mir die TV-Sendung an. Gleich zu Beginn der Sendung sagte eine unzufriedene Patientin: „Der Chefarzt der Psychiatrischen Poliklinik XY hat mich in die Klinik eingewiesen, ohne dass ich es wollte“! (Zwangseinweisung).

Sowohl im ersten wie im zweiten Fall fehlte es an einer wirklich zu Ende gedachten sinnvollen Aufklärung!

Eine ungewöhnliche Geschichte

Ein aus dem Ausland stammender Mann arbeitete hier für einige Zeit. Dann – nach etlichen Jahren – machten sich psychische Probleme bemerkbar, die schwer einzuordnen waren. Er litt an Konzentrations- und Schlafstörungen, sodass sich seine Stimmung in Richtung einer Depression verschlechterte. Er klagte auch über multiple Schmerzen. Auffällig war auch, dass er mir erzählte, er würde nachts jeweils Besuch erhalten von einem kleinen Mann, der ihn bedränge und wirre Sachen erzähle. Plötzlich stehe der Mann jeweils vor ihm, meist kurz vor dem Einschlafen. Dieser sei nur für ihn sicht- und hörbar. Meinem Patienten war dies sehr unangenehm. Er mochte den kleinen Mann überhaupt nicht. Dieser war ihm zuwider, und überdies soll er einen furchtbaren Gestank verbreitet haben. Dieser Sachverhalt führte dazu, dass mein Patient seiner Arbeit immer mehr fern blieb, sodass sich sein Arbeitgeber gezwungen sah, ihn bei der Invalidenversicherung (IV) anzumelden. Die Diagnose war unklar: Trotz der angeblichen Halluzinationen, die er immer als gleich ablaufend schilderte, wirkte der Patient auf mich nie eigentlich psychotisch, d. h., ich hielt ihn nicht für geisteskrank. Abgesehen von den nächtlichen Begegnungen konnten mit dem Patienten ganz normale, unauffällige Gespräche geführt werden. Wie sollte es weitergehen?

Da sich das Ganze noch im vorigen Jahrhundert abgespielt hatte, bekam er ohne Problem eine Rente der IV zugesprochen, die bis in die 1990er-Jahre noch recht großzügig „ausgeteilt“ wurde. Mit einer kleinen Pension, die er sich vorzeitig auszahlen lassen konnte, lebte er nur wenig über dem Existenzminimum. In seinem Heimatland aber hätte er mit der Gesamtsumme einigermaßen gut leben können. Er reiste nun mehrmals in sein Ursprungsland, um vor Ort seine Zukunft zu klären und eine Wohnung zu suchen. Bei einer dieser Gelegenheiten lernte er eine Frau kennen, mit der er eine Beziehung einging. Wider Erwarten wurde sie bald von ihm schwanger. Mein Patient war der Ansicht, dass er nicht zeugungsfähig sei. Dies begründete er damit, dass er zeitweise an Potenzstörungen litt, und er glaubte, die Medikamente, die er eingenommen hatte, würden eine Zeugung unmöglich machen. Auch wenn er über die Schwangerschaft seiner Geliebten nicht gerade hocherfreut war, änderte sich nach der Geburt alles: Er engagierte sich nun für die gesunde Tochter und sorgte in rührender Weise für die Kleine. Er blühte förmlich auf, nachdem er sich nun definitiv mit seiner Familie in seiner Heimat niedergelassen hatte. In der Folge kehrte er aber des Öftern ins frühere Gastland zurück und kam noch einige Male zu Gesprächen in meine Praxis. Die nächtlichen Besuche des widerlichen Männchens hatten längst aufgehört: Zumindest spielten sie keine Rolle mehr in seinem Leben.

Allerdings kam es im Laufe der Jahre zu neuen Problemen. Die Begeisterung meines Patienten über seine kleine Tochter führte zu einer grenzenlosen Verwöhnung. Mit drei Jahren mussten ihr mehrere kariöse Zähne in Narkose (!) gezogen werden, angeblich, weil sie die Zähne nicht putzen bzw. sie sich nicht reinigen lassen wollte von ihren Eltern. Dass sie fast ausschließlich Süssigkeiten vorgesetzt bekam, sei nebenbei auch erwähnt. Schon mit fünf Jahren schenkte er ihr ein teures Tablet, weil sie es sich wünschte (dies war seine Begründung), obschon es sein Budget bei Weitem überstiegen hatte. Seine Ehefrau machte leider bei der verwöhnenden Erziehung mit. Wegen angeblicher Einschlafprobleme der Kleinen musste ihre Mutter jeden Abend neben ihr liegen, bis die bald Sechsjährige eingeschlafen war. Dies reichte aber nicht aus: Eine weitere Voraussetzung, um einschlafen zu können, musste noch erfüllt werden: Die Kleine konnte nur einschlafen, wenn sie an der Brustwarze ihrer Mutter saugen konnte. Wegen des Umzugs in sein Heimatland habe ich den Patienten viele Jahre nicht mehr gesehen und weiß daher nicht, wie es der inzwischen Pubertierenden und ihren Eltern geht.

Nach einem Suizidversuch

Die Suizidhandlung ist der Oberbegriff für den vollzogenen Suizid und für den Suizidversuch, bei welchem die Person überlebt. Menschen, die Suizidversuche unternehmen, sind meist sehr ambivalent eingestellt: Ein Teil in ihnen möchte leben, ein anderer Teil aber nicht. Nicht selten sagen sie nach dem Überleben sinngemäß: „Eigentlich wollte ich gar nicht sterben, ich wollte nur nicht, dass mein Leben so weitergeht wie bisher!"

Eine Frau mittleren Alters war Privatpatientin in einer psychiatrischen Klinik, deren Leiter ein international bekannter Psychiater war. Sie litt an Depressionen und wurde nach einigen Wochen in deutlich gebessertem Zustand nach Hause entlassen. Zu Hause aber, nach einigen Monaten, fiel sie erneut in ein Tief und wurde suizidal. Sie versuchte, die Situation in den Griff zu bekommen, indem sie in einer abgelegenen Gegend allein Ferien machten wollte (kein seriöser Psychiater hätte ihr dazu geraten!). Dort ging es ihr noch schlechter: Die fremde Umgebung, die Einsamkeit, das Gefühl der Isoliertheit lasteten noch schwerer auf ihr. In ihrer Verzweiflung schluckte sie in suizidaler Absicht eine große Menge Tabletten, die durchaus hätten zum Tod führen können. Kurz nachdem sie die Medikamente eingenommen hatte, bereute sie aber die Endgültigkeit ihrer Entscheidung und erinnerte sich an ihren früheren Psychiater in der Klinik, der sie zuvor mit Erfolg behandelt hatte. Sie rief ihn zu Hause an und „beichtete“ ihren Suizidversuch. Für den Chefarzt war es keine einfache Situation: Er musste sich nun rasch darum kümmern, dass die Patientin so schnell wie möglich in eine Klinik transportiert wurde. Zuerst aber musste er ausfindig machen, welches Spital in dieser abgelegenen Gegend überhaupt in der Nähe war und musste dort den zuständigen Notfallarzt informieren. Dies war umso schwieriger, als die Patientin beim Telefonanruf bereits verlangsamt war und eine etwas lallende Stimme hatte. Es war nicht nur ein Wettlauf mit der Zeit, sondern auch ein großer Zeitaufwand für den Psychiater, der nachts mitten aus dem Schlaf gerissen worden war. Das Leben der Patientin konnte aber gerettet werden, und nach einigen Wochen suchte sie wieder ihren Chefarzt auf zu einem Abschlussgespräch. Da dieser für die Klinik zuständig war, musste sie sich einen Psychiater suchen für eine ambulante Therapie. Sie kam schließlich zu mir und erzählte mir über ihren Leidensweg und ihren Suizidversuch. Allerdings fügte sie noch hinzu: „Wissen Sie, der Klinikchef hatte mir schwere Vorwürfe gemacht, ich hätte ihn stundenlang auf Trab gehalten. Er hatte genau das getan, was er in seinen Büchern schreibt, was man eben nicht tun sollte!“, sagte sie mit einem maliziösen Lächeln, das ihre Mundwinkel umspielte.

Eine andere, ebenfalls depressive Frau, die in meiner Behandlung war, unternahm einen Suizidversuch mit Medikamenten. Sie wohnte mit ihrem Ehemann zusammen, der mich am Abend zu Hause anrief und alles berichtete. Auch sie hatte eine größere Menge Tabletten geschluckt. Von meiner Wohnung aus hätte ich ohne Probleme den Transport in die Notfallstation organisieren können. Das Problem war aber anderswo: Der Ehemann war stark schwerhörig, es entspann sich etwa folgender Dialog am Telefon:

„Ihre Frau muss sofort ins Spital gebracht werden!"

„Wie bitte?"

„Ins Spital!"

„Ich verstehe Sie nicht!"

Ich schrie in den Hörer: „Sofort in die Notfallstation!"

„Ja."

„Wo wohnen Sie?"

„Was meinen Sie?"

„Wo Sie wohnen, wie ist Ihre Adresse?"

„Ich kann Sie nicht verstehen!"

Da ich die Adresse nicht auswendig wusste und der Mann mich nicht verstanden hatte, musste ich in meine Praxis fahren, um alles Nötige in der Krankengeschichte nachzulesen. Sie wurde dann von der Ambulanz ins Spital gebracht, und auch sie konnte gerettet werden.

Eine fleißige Dame

Immer, wenn ich sie in ihrem Einzelzimmer besuchte, saß sie in ihrem Bett und strickte. Sie war hoch betagt und war schon seit Monaten in der geriatrischen Abteilung untergebracht. Sie zeigte auch im Bett noch Haltung. Ihr Gesicht schien von einer strengen Erziehung zu zeugen, und vermutlich war sie auch mit ihren längst erwachsenen Kindern nie nachsichtig gewesen. Diese besuchten aber ihre vermögende Mutter nie. Als ich sie fragte, für wen sie die vielen Socken stricke, machte sie eine Pause, sah mir fest in die Augen und meinte: „Für die armen Leute, nicht für die Faulen!" Sonst sprach sie nur wenig, sie gab lediglich kurze Antworten, wenn sie etwas gefragt wurde. Da sie kaum mehr gehen konnte, verbrachte sie die meiste Zeit im Bett. Ihr Geisteszustand war schwer zu beurteilen. Man hatte den Eindruck, dass sie bemüht war, sich keine Blößen zu geben. Allgemein wurde davon ausgegangen, dass sie zumindest an einer beginnenden Demenz litt mit ihren 95 Jahren.

Mit der Zeit aber wurde unsere Patientin zunehmend schwächer und energieloser, sie hatte auch nicht mehr Lust zum Stricken. Die Flamme war am erlöschen. Das Pflegepersonal hatte jeweils die Pflicht, die Angehörigen zu benachrichtigen und sie vom bald bevorstehenden Ableben zu informieren. Es war absehbar, dass es sich nur noch um wenige Tage handeln konnte, da die Patientin schon länger nichts mehr gegessen und auch keine Flüssigkeit mehr zu sich genommen hatte. Die alte Frau lag auf dem Rücken in ihrem Bett, mit geschlossenen Augen. Eines Nachmittags besuchte ich die Patientin und war erstaunt, dass ich mehrere Besucher vorfand. Ihre Kinder hatten sich – teils mit ihren Partnern oder Partnerinnen – um das Bett versammelt und starrten wortlos auf ihre Mutter. Plötzlich öffnete sie ihre Augen und sagte mit einem Anflug eines Lächelns: „Seid ihr gekommen, um zu schauen, ob ich schon gestorben bin?!"

Wenige Tage später war es so weit.

In einer gediegenen Altersresidenz

Eine hoch betagte Frau mit dem nötigen finanziellen Hintergrund nahm in einer Altersresidenz Wohnsitz, in der es etwas vornehmer zugeht als in gewöhnlichen Altersheimen. Vielleicht ist „vornehm“ nicht das richtige Wort, sondern es wird einfach mehr geboten als sonst üblich: Das Zimmer ist größer und komfortabler, das Essen ist besser (Vier-Gänge-Menü), und nicht zuletzt kümmert man sich mehr um die Insassen oder Bewohner, es wird mehr getan in punkto Unterhaltung auch betreffend Veranstaltungen außerhalb der Residenz.

Die erwähnte Frau hatte einen Sohn, der zwar erst Anfang 60 war, aber nicht mehr allein seinen Alltag bewältigen konnte. Er war es nicht gewohnt, allein zu leben, da er bis zum Eintritt seiner Mutter in die Residenz stets bei ihr zu Hause wohnte. Mit der neuen Situation überfordert, kam er mit seiner Mutter überein, dass er auch Wohnsitz in der gleichen Institution nehmen werde. Beide Wohnungen lagen Wand an Wand nebeneinander. Das Problem schien gelöst, aber wie jedes Problem in unserem Leben, nur für eine gewisse Zeit.

Nach einigen Jahren starb die Mutter, und der Sohn war nun endgültig allein, wenn auch in einer gediegenen Umgebung und mit Leuten zusammen, die ausnahmslos etliche Jahre älter waren als er. Das Gefühl des Alleinseins, der Einsamkeit, verspürte er vor allem während des Mittagessens, der Hauptmahlzeit in der Residenz. Bis kurz vor ihrem Tod nahm er die Mahlzeiten im Speisesaal immer mit seiner Mutter ein und unterhielt sich mit ihr, jetzt aber war er buchstäblich „mutterseelenallein". Während des Essens starrte er immer nur in seinen Teller auf seinem Tisch und achtete nicht auf seine Umgebung. Erst nach einigen Monaten, als er sich schon ein wenig an die einsamen Mahlzeiten gewöhnt hatte, begann er, seine Blicke auch auf die Umgebung, quasi über den Tellerrand hinaus zu richten. Jetzt erst bemerkte er das freundliche Lächeln der Kellnerin, und er begann sein Umfeld wahrzunehmen. Seine Blicke schweiften während des Mittagessens umher, und er sah, dass die meisten Bewohner an einem Tisch saßen, an dem zwei Personen Platz genommen hatten. War er wirklich der einzige „Single", der kein Gegenüber hatte? Nein, erst jetzt beobachtete er, nach Monaten, dass ganz in seiner Nähe eine etwa 80-jährige weißhaarige Dame ebenfalls allein an einem Tisch saß. Sie war ihm sympathisch, und sie sah etwas jünger aus, als es ihrem Alter entsprach.

Eines Tages fasste er sich ein Herz und sprach die Dame an, ob sie in Zukunft nicht an einem Tisch gemeinsam ihre Mahlzeiten einnehmen möchten? Diese erbat sich eine Bedenkzeit, sie wolle sich das Angebot zuerst überlegen! Nach einigen Tagen sagte sie ihrem Mitbewohner, dass sie gewillt sei, mit ihm jeweils zusammen an einem Tisch zu essen. Aber sie wolle ihren

Tisch nicht wechseln, er müsse sich also an ihren Tisch bemühen. Dies komme überhaupt nicht in Frage, sagte er enttäuscht, er sei jetzt an seinen Tisch gewöhnt, und sie solle sich gefälligst zu ihm bemühen. Er wolle sich wegen ihr nicht umgewöhnen. Nebst dem Faktor Gewohnheit gab er noch einen andern, angeblich plausiblen Grund an: Er sei schließlich schon zehn Jahre in dieser Residenz, sie aber erst zwei Jahre! Eine Einigung konnte – zumindest für eine geraume Zeit – nicht erzielt werden.

Wie soll man das deuten? Altersstarrsinn? Beginnende Demenz? Oder ganz einfach Sturheit? Vielleicht hätten beide schon 40 Jahre früher so reagiert? Oder auch nicht.

Angst – wovor?

Immer wieder habe ich die Erfahrung gemacht, dass Vorurteile gegenüber Psychiatrie und Psychotherapie nicht bildungsabhängig sein müssen. Häufig haben einfache Menschen mit wenig Schulbildung weniger Probleme sich auf eine Therapie einzulassen, als Intellektuelle und Akademiker.

Ein älterer Kollege – nicht psychotisch – sucht mich in meiner Sprechstunde auf wegen Ängsten und depressiven Verstimmungen. Vorherrschend ist ein ängstlich-agitiertes Zustandsbild. Die Ängste sind stets im Vordergrund. Sie sind aber schwer fassbar, fast nicht eruierbar.

Anfänglich drückt sich der Kollege nur vage aus, „allgemeine Ängste", Befürchtungen verschiedenster Art. Ich versuche im Verlauf der Sitzungen, etwas tiefer zu graben, ob er nicht Genaueres schildern könne. Er räumt mit der Zeit ein, dass ein Großteil seiner Ängste mit seinen Besuchen in meiner Praxis zu tun hätten. Das verstehe ich nun gar nicht. „Haben Sie Angst vor mir?" Er schaut mich mit großen Augen an und bringt kaum ein Wort hervor. Wo liegt denn das Problem? „Habe ich etwas Unachtsames, Unüberlegtes gesagt, das Sie vielleicht ängstigt?" Er schüttelt langsam den Kopf. Was kann es denn sein? „Hat es vielleicht mit meiner Praxisassistentin zu tun?" „Nein, überhaupt nicht", sagt er spontan. „Warum also haben Sie Angst, mein Sprechzimmer zu betreten?" Pause – dann sagt er – nach langem Zögern – kleinlaut: „Ich habe Angst, Sie könnten auf einen Alarmknopf drücken, um zwei kräftige Pfleger zu rufen, die mit Ihrem versteckten Elektroschockgerät über mich herfallen und mir gegen meinen Willen eine Elektroschocktherapie applizieren!"

Ich war sprachlos.

MIX
Papier | Fördert gute Waldnutzung
FSC® C083411

Zeitfracht Medien GmbH
Ferdinand-Jühlke-Straße 7
99095 Erfurt, Deutschland
produktsicherheit@kolibri360.de

Druck:
CPI Druckdienstleistungen GmbH
im Auftrag der
Zeitfracht Medien GmbH
Ein Unternehmen der Zeitfracht - Gruppe
Ferdinand-Jühlke-Str. 7
99095 Erfurt